Überreicht mit freundlichen Empfehlungen

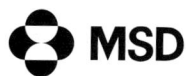 **MSD**

Ambulant erworbene polymikrobielle Infektionen

Taschenatlas spezial

Volker Schäfer
Klaus-Peter Hunfeld

72 Abbildungen

Georg Thieme Verlag
Stuttgart · New York

Dr. Volker Schäfer
Institut für Medizinische Mikrobiologie
Klinikum der Universität Frankfurt am Main
Paul-Ehrlich-Straße 40
60596 Frankfurt am Main

Dr. Klaus-Peter Hunfeld
Institut für Medizinische Mikrobiologie
Klinikum der Universität Frankfurt am Main
Paul-Ehrlich-Straße 40
60596 Frankfurt am Main

Medizinische Redaktion:
Dr. Ute Mader
Untere Holdergasse 12
71672 Marbach

*Bibliografische Information der
Deutschen Bibliothek*

Die Deutsche Bibliothek verzeichnet diese
Publikation in der Deutschen National-
bibliothek; detaillierte bibliografische Daten
sind im Internet über http://dnb.ddb.de
abrufbar.

© 2004 Georg Thieme Verlag
Rüdigerstraße 14
D-70469 Stuttgart
Homepage: http://www.thieme.de

Printed in Germany

Umschlaggestaltung: Thieme Verlagsgruppe
Zeichnungen: von Solodkoff, Neckargemünd
Satz: Ziegler + Müller, Kirchentellinsfurt
Druck: Götz, Ludwigsburg
Buchbinderei: Held, Rottenburg

ISBN 3-13-132861-4
                    1 2 3 4 5 6

Wichtiger Hinweis: Wie jede Wissenschaft ist die Medizin ständigen Entwicklungen unterworfen. Forschung und klinische Erfahrung erweitern unsere Erkenntnisse, insbesondere was Behandlung und medikamentöse Therapie anbelangt. Soweit in diesem Werk eine Dosierung oder eine Applikation erwähnt wird, darf der Leser zwar darauf vertrauen, dass Autoren, Herausgeber und Verlag große Sorgfalt darauf verwandt haben, dass diese Angabe dem **Wissensstand bei Fertigstellung des Werkes** entspricht.

Für Angaben über Dosierungsanweisungen und Applikationsformen kann vom Verlag jedoch keine Gewähr übernommen werden. **Jeder Benutzer ist angehalten,** durch sorgfältige Prüfung der Beipackzettel der verwendeten Präparate und gegebenenfalls nach Konsultation eines Spezialisten festzustellen, ob die dort gegebene Empfehlung für Dosierungen oder die Beachtung von Kontraindikationen gegenüber der Angabe in diesem Buch abweicht. Eine solche Prüfung ist besonders wichtig bei selten verwendeten Präparaten oder solchen, die neu auf den Markt gebracht worden sind. **Jede Dosierung oder Applikation erfolgt auf eigene Gefahr des Benutzers.** Autoren und Verlag appellieren an jeden Benutzer, ihm etwa auffallende Ungenauigkeiten dem Verlag mitzuteilen.

Vorwort

Polymikrobielle Infektionen sind Erkrankungen, die durch eine Vielzahl sehr unterschiedlicher aerober und anaerober Bakterien verursacht werden können, wobei häufig Mischinfektionen mit mehreren verschiedenen Arten und sogar Familien vorkommen. Dazu gehören unter anderem intraabdominelle und akute gynäkologische Infektionen. Ambulant erworbene Pneumonien sind zwar in der Regel Monoinfektionen, doch können sie durch viele verschiedene Erreger (aerobe, anaerobe, atypische) verursacht werden. Diese mussten bisher, insbesondere dann, wenn resistente Enterobakterien oder anaerobe Keime vermutet wurden, mit Antibiotika-Kombinationen behandelt werden. Wie aus der Vergangenheit ersichtlich ist, können durch den allzu breiten Einsatz gleichartiger Antibiotika Resistenzentwicklungen in Gang gesetzt werden. Dieses Phänomen lässt sich durch Verwendung einer großen Zahl unterschiedlicher Antibiotikagruppen bremsen. In diesem Zusammenhang ist daher trotz der zahlreich verfügbaren Antibiotika die Entwicklung neuer Substanzen zu begrüßen.

Vor kurzem ist in Europa mit Ertapenem ein neues Antibiotikum der Carbapenem-Gruppe zugelassen worden, das aufgrund seines relativ breiten Wirkspektrums als Monotherapie verordnet werden kann. Die lange Halbwertszeit und die ausgeprägte Plasmaeiweißbindung machen ferner eine einmal tägliche intravenöse Gabe möglich.

Ertapenem weist gegenüber den meisten ambulant erworbenen grampositiven sowie gramnegativen aeroben und anaeroben Bakterien extrem niedrige minimale Hemmkonzentrationen auf. Als resistent gelten Pseudomonas aeruginosa, Acinetobacter species, atypische Bakterien und Methicillin-resistente Staphylokokken (MRSA), so dass nosokomiale Infekte in der Regel keine Indikation für eine Ertapenem-Therapie darstellen.

In dem vorliegenden Buch sind die wichtigsten ambulant erworbenen polymikrobiellen Infektionen zusammengefasst. Das Taschenatlas-Format – einer Seite Text steht jeweils eine Bildseite gegenüber – ermöglicht eine besonders übersichtliche Darstellung. Die einzelnen Krankheitsbilder sind einheitlich in die Abschnitte Definition und Ätiologie, Symptome, Diagnostik, Komplikationen und therapeutisches Vorgehen gegliedert und inhaltlich auf die wesentlichen Informationen beschränkt. Ein Abschnitt über die erforderliche mikrobiologische Diagnostik sowie eine ausführliche Tabelle zur kalkulierten Soforttherapie

runden die Kapitel jeweils ab. Die (in der Regel intravenöse) Antibioti-
kaauswahl wurde in Anlehnung an die Empfehlungen der Paul-Ehrlich-
Gesellschaft für Chemotherapie e. V. (1999) getroffen. – An diesen ersten Buchteil schließt sich ein Teil über die Ergebnisse klinischer Vergleichsstudien mit Ertapenem an; zuletzt folgt ein kurzer Abriss zu
den pharmakologischen und mikrobiologischen Eigenschaften des Antibiotikums.

Wir wünschen allen Ärztinnen und Ärzten, die Patienten mit den
dargestellten Infektionskrankheiten behandeln müssen, dass ihnen
dieses Buch bei ihrer Arbeit von Nutzen sein möge.

Frankfurt am Main, August 2003   Volker Schäfer
                                        Klaus-Peter Hunfeld

Inhaltsverzeichnis

Inhalt

Einführung

Grundregeln der mikrobiologischen Diagnostik

Bei Infektionen, die ihren Ursprung im ambulanten Bereich haben, sind zumindest in Deutschland das Erregerspektrum und die Antibiotikaresistenzen relativ gleichförmig. Deshalb ist eine kalkulierte Soforttherapie in aller Regel durchaus Erfolg versprechend. Voraussetzung dafür ist allerdings die genaue Kenntnis der aktuellen Resistenzsituation vor Ort, die wiederum nur durch regelmäßige mikrobiologische Untersuchungen gewährleistet werden kann. Im Gegensatz dazu sind bei nosokomialen Infektionen die Resistenzverhältnisse der Erreger nur schwer vorhersehbar; daher sollte die Wirksamkeit der zunächst eingeleiteten kalkulierten Soforttherapie nach Anzucht des Infektionserregers mit anschließendem Antibiogramm überprüft und gegebenenfalls zügig modifiziert werden.

Als unerlässlich erscheint in jedem Fall eine gut funktionierende Zusammenarbeit mit einem kompetenten mikrobiologischen Labor. Bedingungen für eine solche erfolgreiche Kooperation sind räumliche Nähe, eine Labortätigkeit an 7 Wochentagen und ein jederzeit erreichbarer, qualifizierter Facharzt/-ärztin für Mikrobiologie und Infektionsepidemiologie. Probentransportzeiten von < 2 Stunden müssen angestrebt und die Materialien unmittelbar verarbeitet werden. Die Verschickung von Proben in ein weit entferntes Großlabor erweist sich deshalb trotz angeblicher Kostenersparnis oft als nicht sinnvoll. Auch lässt sich die Relevanz der isolierten Keime vielfach nur in einem Gespräch zwischen dem Bakteriologen und dem behandelnden Arzt abschätzen, da die klinische Situation eines Patienten bei der Bewertung der Erreger und bei der kalkulierten Antibiotikatherapie eine entscheidende Rolle spielt. Viele angezüchtete Keime (insbesondere solche mit hoher Resistenz, z. B. Staphylococcus epidermidis oder Stenotrophomonas maltophilia) stellen sich im Gespräch zwischen Klinikern und Mikrobiologen oft als unwichtige Kolonisationskeime heraus, die nicht behandelt werden müssen.

Weiterhin ist bei vielen Problempatienten erst im Gespräch zu klären, welche Erreger infrage kommen und welche Proben mit welchen Methoden zu untersuchen sind. Werden die Proben nicht unter den korrekten Entnahmebedingungen gewonnen, können die Kulturen mit Hautkeimen verunreinigt oder falsch steril sein. Einige Grundregeln der mikrobiologi-

schen Diagnostik, die bei bestimmten Untersuchungsmaterialien beachten werden müssen, sind auf den folgenden Seiten dargestellt.

Auswahlkriterien für die Zusammenarbeit mit dem kooperierenden mikrobiologischen Labor

- Räumliche Nähe, kurze Transportzeiten.
- „Heißer Draht."
- Wochenendservice bei Notfällen.
- Keine überflüssige Identifizierung und Resistenztestung.
- Infektiologisch geschulter ärztlicher Ansprechpartner (Therapieberatung).
- Regelmäßige Erreger- und Resistenzanalyse.
- Interne und externe Qualitätskontrolle.

Materialentnahme und Transport

- Nur **sinnvolle** Materialien an der **richtigen Stelle** entnehmen: Beispiel:
  - nicht sinnvoll: Stuhl bei Pankreatitis
  - sinnvoll: Punktion und Blutkultur
- Bei wichtigen Proben **vorherige** telefonische Beratung!
- Richtiges Transportmedium wählen!
- Ein schnellstmöglicher Transport ist Voraussetzung für die Güte der mikrobiologischen Diagnose.

Routineuntersuchungen im Krankenhaus

- Ohne Routineuntersuchungen und Resistenzstatistiken ist das Resistenzverhalten von Hospitalkeimen nicht feststellbar bzw. für eine kalkulierte Soforttherapie vorhersehbar.
- Im Trachealsekret ist ein späterer nosokomialer Pneumonieerreger oft 2 Tage vor der Erkrankung nachweisbar.
- Nasen-, Rachen- und Hautabstriche sind nur bei klinischen Erscheinungen (z. B. Eiter) oder bei Verdacht auf methicillinresistente Staphylokokken (MRSA) sinnvoll.

Atemwegsdiagnostik

- Die direkte bakteriologische Untersuchung (Präparat und Kultur) ist allen anderen Methoden vorzuziehen!
- Sputum: nur purulentes Sputum verschicken, keinen Speichel (s. S. 10)
- Trachealsekret, Bronchialsekret, BAL:
  - Transport innerhalb von 2 – 4 Stunden, Verarbeitung am selben Tag.
  - Bestimmung von Keimzahl und Leukozyten vorteilhaft.
- Verdacht auf Tuberkulose, atypische Erreger und Pilzpneumonie unbedingt auf dem Untersuchungsauftrag vermerken.

- Bei Legionellenverdacht: Urin auf Legionallenantigen untersuchen (Ergebnis am selben Tag verfügbar).
- Antikörperdiagnostik bei atypischer Pneumonie:
  - im Akutstadium nur als Ausgangswert (Nullwert) zu empfehlen.
  - Wiederholung nach 8–10 Tagen; bei Titeranstieg ist die Diagnose gesichert.
- Bei seltenen oder atypischen Erregern molekularbiologische Nachweisverfahren in Erwägung ziehen

Blutkulturen

- Blutentnahme möglichst vor Beginn einer Antibiotikatherapie, bei vorbehandelten Patienten am Ende eines Dosierungintervalls.
- Entnahme im Fieberanstieg, unabhängig von der Fieberhöhe.
- Zwei Blutkulturpaare anlegen (aerob und anaerob), keine Belüftung nötig!
- Maximal 10 ml Blut pro Blutkulturflasche (bei Kindern auch weniger).
- Möglichst sofortiger Transport ins mikrobiologische Labor (gegen Abkühlung geschützt), allenfalls vorübergehend bei 36 ± 1 °C im eigenen Brutschrank lagern (maximal 12 Stunden).
- Ursachen für **falsch-negative** Blutkulturergebnisse:
  - vorbestehende Antibiotika-Therapie,
  - zu geringes (selten auch zu großes) Beimpfungsvolumen,
  - zu lange Transportzeit, zu niedrige Temperatur beim Transport,
  - Indikation zur Blutkultur nicht gegeben.

Wundabstriche, Biopsien, Punktate

- Entnahme von flüssigem Sekret ist einem Abstrich vorzuziehen, Bedingung: schnellstmöglicher Transport ins Labor!
- Biopsien am besten im NaCl-Tropfen schnellstmöglich transportieren.
- Sehr wichtige flüssige Materialien sowohl direkt im sterilen Röhrchen als auch in der Blutkulturflasche (anaerob) verschicken.
- Materialien, die mit physiologischer Flora besiedelt sind, nicht in Blutkulturflaschen geben.

Urindiagnostik

- Um Kosten zu sparen, zunächst nur Urinstatus (Sediment oder Teststäbchen) durchführen, Urinkultur nur bei positivem Ergebnis.
- Eine Urinkultur unter nierengängigen Antibiotika ist **sinnlos!**
- Mittelstrahl oder Katheterurin nativ verschicken, innerhalb von 2–4 Stunden ins Labor, ansonsten kühlen.
- Eine längere Transportzeit ohne Kühlung ermöglichen kommerzielle Transportmedien (z. B. Exacto Bac-U, Fa. Nerbe).

Polymerase-Kettenreaktion (PCR)

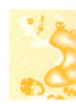

- Dauer 24 – 48 Stunden (telefonische Voranmeldung angebracht).
- Sinnvoll bei:
  - Hirnabszessen,
  - Verdacht auf Tuberkulose (Liquor, Biopsien, BAL),
  - Verdacht auf Borreliose (Liquor, Gelenkpunktate),
  - Verdacht auf Toxoplasmose (Hirnbiopsie, Nabelschnur, Fruchtwasser, EDTA-Blut),
  - Verdacht auf langsam wachsende oder nicht anzüchtbare Krankheitserreger (z. B. Tropheryma whippeli) (Liquor, Biopsien).
- Nicht sinnvoll:
  - PCR auf Pilze im Stuhl,
  - universelle (16S-DNA-)PCR auf Bakterien aus primär unsterilen Materialien.

1　Krankheitsbilder

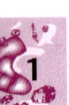

1.1　Ambulant erworbene respiratorische Infektionen

1.1.1　Ambulant erworbene Pneumonie

Definition und Ätiologie

Als Pneumonie wird eine **Entzündung des Lungenparenchyms** bezeichnet, die meist auf eine Infektion durch Bakterien, Viren oder Pilze zurückzuführen ist. Die **ambulant erworbene** Pneumonie ist eine in der häuslichen Umgebung entstandene Infektion (engl. „community-acquired pneumonia", CAP), im Gegensatz zur **nosokomialen,** d.h. im Krankenhaus erworbenen Pneumonie. Eine Sonderstellung nimmt die **Aspirationspneumonie** ein (z.B. nach Einatmen von Erbrochenem), die sowohl in der Klinik als auch im häuslichen Bereich entstehen kann (Unfälle, Kreislaufversagen, Alkoholmissbrauch).

Symptome

Die klinische Symptomatik einer Pneumonie zeigt eine ausgeprägte **Schwankungsbreite.** Typische Symptome sind

- Husten, Auswurf, Dyspnoe, Tachypnoe,
- Fieber $> 38,5\,°C$ mit raschem Fieberanstieg, Schüttelfrost, evtl. aber auch Hypothermie $< 36,5\,°C$,
- Klopfschall-Dämpfung, Bronchialatmen, feinblasige Rasselgeräusche,
- respiratorische Insuffizienz (Sauerstoffpartialdruck $pO_2 < 60\,mm\,Hg$).

Diagnostik

In der Praxis werden die meisten ambulant erworbenen Pneumonien anhand der klinischen Symptomatik diagnostiziert. Es gibt aber klare Indikationen für ein **Thorax-Röntgenbild** (Schaberg & Ewig 2001). Diese sind:

- schwere Pneumonie,
- Pneumonie bei Rauchern,
- Hämoptysen,
- unsichere Diagnose/Differenzialdiagnose.

Da ein Röntgenbild keine sicheren Rückschlüsse auf den Erregertyp ermöglicht (**a**), liegt seine Bedeutung darin, das Ausmaß der Pneumonie zu beurteilen sowie z.B. bei **Rauchern** ein mögliches Bronchialkarzinom zu erkennen (**b**). Bei dieser Patientengruppe sowie bei protrahiertem Verlauf ist immer eine radiologische Kontrolle erforderlich. Außerdem sieht man auf dem Röntgenbild einen evtl. vorhandenen Pleuraerguss sowie Abszesse.

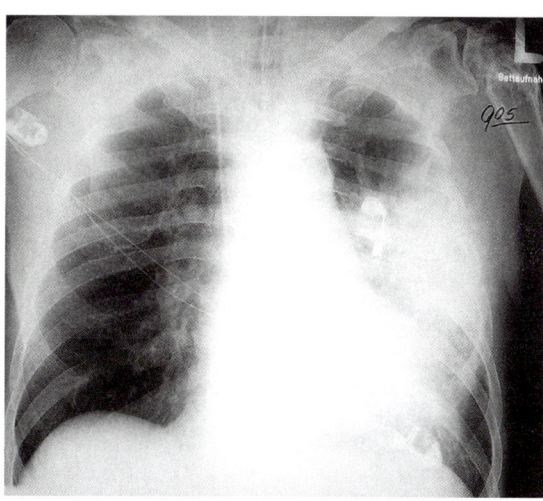

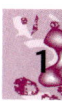

a Röntgenbefund bei einer schweren Pneumonie durch Legionellen. Die Unterscheidung von einer Lobärpneumonie durch Pneumokokken ist morphologisch nicht möglich (aus Schaberg & Ewig [12])

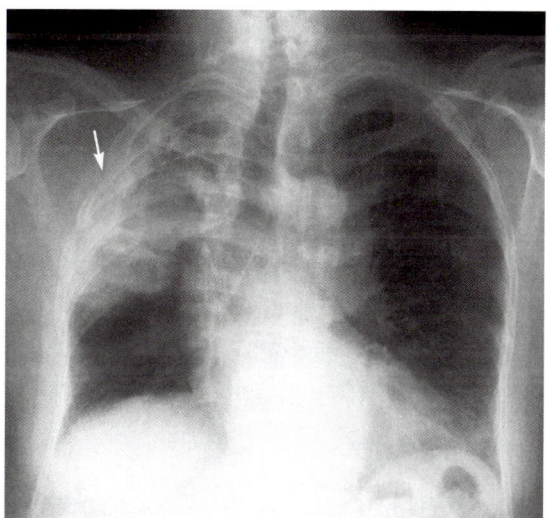

b Röntgenbefund bei peripherem Bronchialkarzinom (aus Lippert [5])

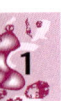

Die weitere **apparative Diagnostik** umfasst

- die Thorax-Sonographie (insbesondere bei thoraxwandnahen Prozessen, Pleuraerguss, Abszessen),
- in seltenen Fällen eine Computertomographie des Thorax (z. B. bei unklaren Röntgenbefunden) sowie
- eine Lungenperfusions-Szintigraphie. Sie dient vor allem zum Ausschluss einer Lungenembolie, die bei klinisch nicht eindeutigen Pneumoniesymptomen differenzialdiagnostisch infrage kommt.

Laborparameter spielen für die Diagnose ambulant erworbener Pneumonien eine untergeordnete Rolle. Am ehesten von Bedeutung sind

- Blutbild und Differenzialblutbild (Leukozytose > 10 000/µl mit Linksverschiebung, relative Lymphozytopenie, evtl. Leukopenie < 4000/µl),
- C-reaktives Protein.

Der **Umfang der Diagnostik** richtet sich nach dem Schweregrad der Pneumonie und einem evtl. vorhandenen Immundefekt (**a**).

Beurteilung des klinischen Schweregrades:

- Nach Schaberg und Ewig (2001) liegt eine **leichtgradige** Pneumonie vor, wenn das Alter < 60 Jahren liegt, keine Begleiterkrankungen bestehen und die Vitalfunktionen nicht beeinträchtigt sind, eine **mittelschwere** Pneumonie bei einem Alter > 65 Jahren und Vorliegen von Begleitkrankheiten (**b**). Von einer **schweren Pneumonie** spricht man bei akuter respiratorischer Insuffizienz, Sepsis und ausgedehntem Lungenbefall (multilobäre Infiltrate).
- Nach Fine et al. (1997) wird die ambulant erworbene Pneumonie anhand des „**Pneumonia Severity Index**" in fünf Schweregrade eingeteilt (PSI I – V). In diesen Index gehen ebenfalls demographische Daten (Alter, Geschlecht), Untersuchungsbefunde (Fieber, Puls, Blutdruck, Laborwerte) und Begleiterkrankungen ein.

Der Schweregrad der Pneumonie korreliert mit der **Letalität.** Bei leichten Formen liegt diese unter 1 %, während Patienten mit schweren Verlaufsformen ein Sterblichkeitsrisiko von bis zu 30 % aufweisen. Zudem beeinflusst der Schweregrad die Auswahl der kalkulierten Soforttherapie (s. S. 12, 13).

Komplikationen

Progrediente respiratorische Insuffizienz, Schock, Verbrauchskoagulopathie.

Therapeutisches Vorgehen

Antibiotika (s. S. 12, 13), Atemtherapie, Thromboseprophylaxe.

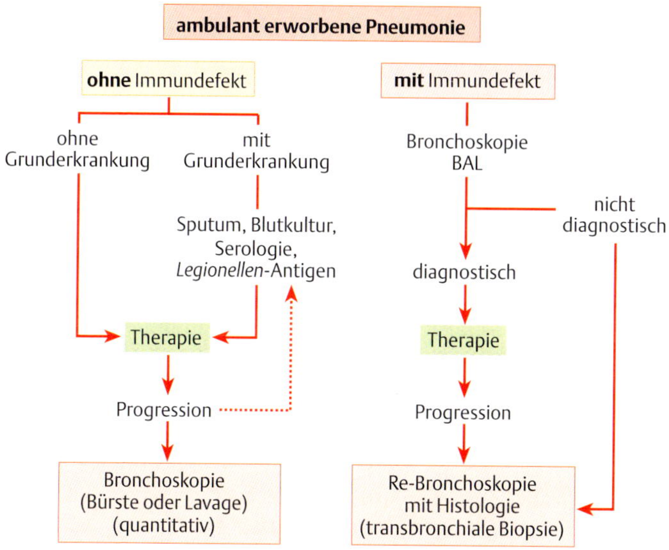

ambulant erworbene Pneumonie

ohne Immundefekt

mit Immundefekt

ohne Grunderkrankung

mit Grunderkrankung

Bronchoskopie BAL

nicht diagnostisch

Sputum, Blutkultur, Serologie, *Legionellen*-Antigen

diagnostisch

Therapie

Therapie

Progression

Progression

Bronchoskopie (Bürste oder Lavage) (quantitativ)

Re-Bronchoskopie mit Histologie (transbronchiale Biopsie)

a Umfang der Diagnostik bei ambulant erworbener Pneumonie (aus Adam & Lode [1])

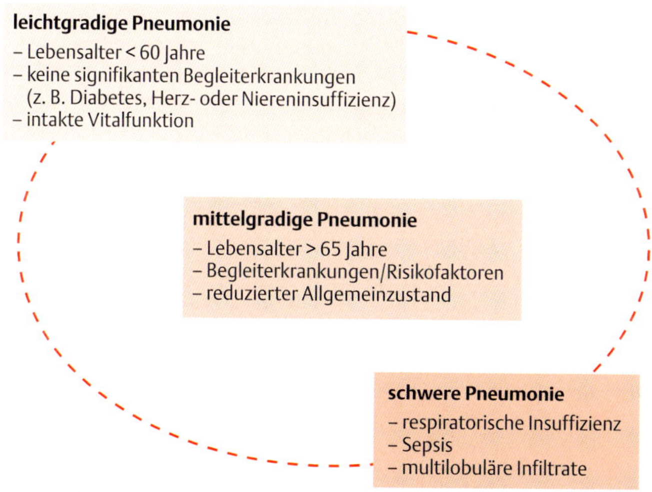

leichtgradige Pneumonie

– Lebensalter < 60 Jahre
– keine signifikanten Begleiterkrankungen (z. B. Diabetes, Herz- oder Niereninsuffizienz)
– intakte Vitalfunktion

mittelgradige Pneumonie

– Lebensalter > 65 Jahre
– Begleiterkrankungen/Risikofaktoren
– reduzierter Allgemeinzustand

schwere Pneumonie

– respiratorische Insuffizienz
– Sepsis
– multilobuläre Infiltrate

b Pneumonie-Schweregrad (mod. nach Schaberg & Ewig [12])

Mikrobiologische Diagnostik

Die mikrobiologische Diagnostik zum Nachweis der Pneumonie-Erreger kann grundsätzlich an folgenden Materialien durchgeführt werden: Sputum, Blutkulturen, Pleuraergussflüssigkeit, Bronchialsekret, bronchoalveoläre Lavageflüssigkeit (BAL), Lungengewebe (transthorakale Feinnadelaspiration, transbronchiale Biopsie).

Eitriges **Sputum** gilt als geeignetes Material zur Erregerdiagnostik, ist aber mit verschiedenen Problemen behaftet. So gelingt es z.B. nur in der Hälfte der Fälle überhaupt, Sputum zu gewinnen. Die Gefahr einer Kontamination mit oropharyngealen Keimen ist groß. Daher muss stets hinterfragt werden, ob ein nachgewiesener Erreger im Einzelfall tatsächlich ätiologisch bedeutsam ist. Grundvoraussetzung für die weitere Diagnostik ist, dass das untersuchte Sputum wirklich purulent ist (entscheidender Faktor ist die **Farbe**: gelblich, grünlich, bräunlich) und aus den tiefen Atemwegen stammt. Bei 100facher Vergrößerung müssen daher pro Gesichtsfeld mindestens 25 polymorphkernige Granulozyten und weniger als 10 Plattenepithelzellen sichtbar sein (**a**). Bei 1000facher Vergrößerung können im Grampräparat häufig die verantwortlichen grampositiven Diplokokken (Pneumokokken) oder gramnegative zarte Stäbchen (Hämophilus) gesehen werden. Die weitere Verarbeitung muss möglichst zügig erfolgen (max. 4 Stunden von der Abnahme bis zur Kultur). Differenzialdiagnostisch von Bedeutung ist der **Ausschluss einer Tuberkulose** (Ziehl-Neelsen-Färbung [**b**], Kultur auf Mykobakterien).

Eine Bakteriämie, die sich durch **Blutkulturen** nachweisen lässt, kommt bei ambulant erworbenen Pneumonien mit Pneumokokken in 30–40% der Fälle vor. Hinweise auf eine Bakteriämie sind Schüttelfrost, plötzlicher Fieberanstieg, Hypothermie (< 36,5 °C), Verwirrtheit und Hypotonie. Die Entnahme der Blutkulturen (sorgfältige Haut-Desinfektion über der Punktionsstelle!) sollte zu Beginn eines Fieberanstiegs erfolgen (2 Paare von Aerobier- und Anaerobier-Flaschen im Abstand von 30 min).

Eine **serologische Diagnostik** wird vor allem bei Verdacht auf atypische Erreger durchgeführt. Für eine akute Infektion sprechen IgM-Antikörper und/oder ein signifikanter Titeranstieg im Verlauf.

Bei atypischen Erregern spielt die **Polymerase-Kettenreaktion** (PCR) aus Bronchialsekret oder BAL eine immer größere Rolle.

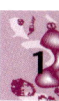

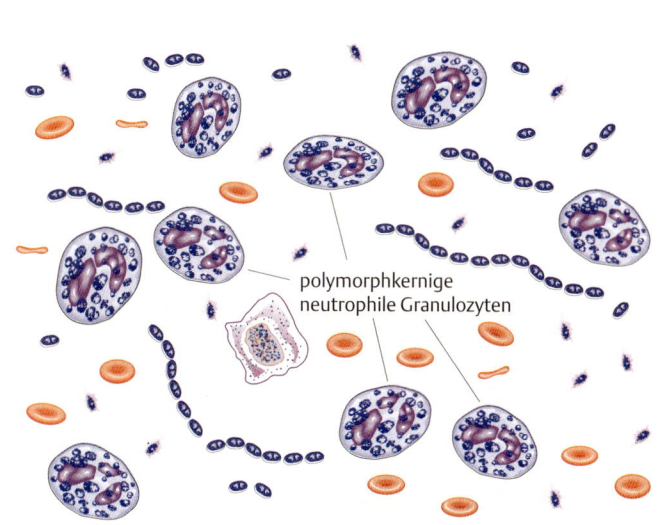

polymorphkernige
neutrophile Granulozyten

a Purulentes Sputum mit Pneumokokken

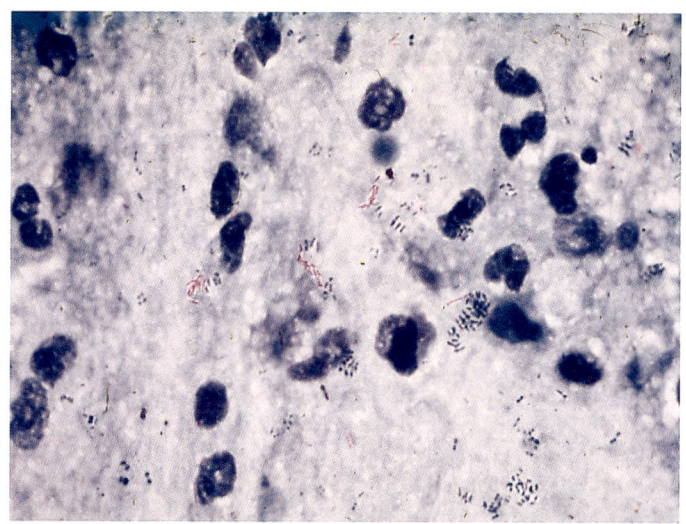

b Eitriges Sputum mit säurefesten Stäbchen (Ziehl-Neelsen-Färbung)
   (aus Hof & Dörries [3])

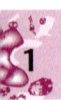

Antibiotikatherapie

Welche Antibiotika initial eingesetzt werden, hängt vom Schweregrad der ambulant erworbenen Pneumonie, vom Alter des Patienten und seinen Begleiterkrankungen, von den Erregern sowie der regionalen Resistenzsituation ab.

Eine **leichte Pneumonie** kann in aller Regel oral behandelt werden. Makrolide (z. B. Azithromycin, Thelithromycin, Clarithromycin) sind auch gegen die vor allem bei jüngeren Patienten häufigen intrazellulären Erreger wirksam, so dass sie für diese Fälle als Soforttherapie empfohlen werden. Gegen die bei älteren Patienten vermehrt vorkommenden Pneumokokken wurden Makrolid-Resistenzraten von 5–15% beobachtet; daher kommen hier eher Penicilline, evtl. mit β-Laktamase-Inhibitor (BLI), infrage. Im benachbarten Ausland kommen Penicillin- und Makrolidresistenz bei Pneumokokken in bis zu 40% vor, so dass unbedingt eine Auslandsanamnese zu erheben ist.

Falls eine orale Therapie nicht ausreichend erscheint, kann z. B. auf das neue Carbapenem Ertapenem zurückgegriffen werden.

Bei **mittelschweren Pneumonien** werden außer den genannten Keimen auch Staphylococcus aureus und gramnegative Bakterien beobachtet (vor allem Haemophilus influenza mit einer hohen Makrolidresistenz). Die Behandlung kann je nach Krankheitsausprägung oral oder parenteral erfolgen. Infrage kommen Aminopenicilline in Kombination mit einem β-Laktamase-Inhibitor oder Cephalosporine (z. B. Cefuroxim/Cefotiam). Eine bessere Wirksamkeit gegen gramnegative Keime weisen Cefotaxim/Ceftriaxon auf. Auch Fluorchinolone (z. B. Levofloxacin, Moxifloxacin) können eingesetzt werden. Mit Ertapenem, das lediglich einmal täglich appliziert werden muss, ist eine parenterale Therapie grundsätzlich auch ambulant möglich.

Patienten mit **schweren Pneumonien** müssen immer im Krankenhaus behandelt werden. Ein Bestandteil der Kombinationstherapie ist in der Regel ein Makrolid; dazu werden Cephalosporine (Cefotaxim oder Ceftriaxon) oder ein Acylaminopenicillin mit β-Laktamase-Inhibitor (Piperacillin + Tazobactam) oder ein Carbapenem gegeben.

Eine **Aspirationspneumonie** muss aufgrund der Vielzahl der infrage kommenden Erreger aus dem Rachen und Magen-Darm-Trakt gesondert betrachtet werden. Zur kalkulierten Soforttherapie eignen sich Carbapeneme (insbesondere auch Ertapenem, das grampositive und -negative Erreger sowie Anaerobier abdeckt), Acylaminopenicilline + β-Laktamase-Inhibitoren, Chinolone + Clindamycin und in leichten Fällen Cefuroxim + Metronidazol.

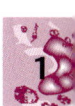

Wahrscheinliche Erreger	Kalkulierte Soforttherapie

Patienten < 60 Jahre, ohne Begleitkrankheiten

Mycoplasma pneumoniae, Chlamydia pneumoniae

Haemophilus influenzae, Pneumokokken

- Makrolide (z. B. Azithromycin, Clarithromycin, Thelithromycin), evtl. auch Doxycyclin
- Aminopenicillin (z. B. Amoxicillin) mit oder ohne BLI
- Cephalosporin Gruppe 2
- neue Chinolone (z. B. Levofloxacin, Moxifloxacin)

Patienten > 60 Jahre, ohne Begleitkrankheiten, leichte bis mittelschwere Pneumonie

Pneumokokken, Haemophilus influenzae, Staphylococcus aureus, gramnegative Bakterien

- Aminopenicillin + BLI (z. B. Amoxicillin/Clavulansäure)
- Cephalosporin Gruppe 2 (z. B. Cefuroxim, Cefotiam) oder Gruppe 3a (z. B. Cefotaxim, Ceftriaxon)
- Ertapenem
- Fluorchinolon Gruppe 3 oder 4 (z. B. Levofloxacin, Moxifloxacin)

Patienten > 60 Jahre, mit Begleitkrankheiten, mittelschwere bis schwere Pneumonie

Pneumokokken, Haemophilus influenzae, Staphylococcus aureus, Enterobakterien, Legionellen

- Cefotaxim oder Ceftriaxon + Makrolid
- Acylaminopenicillin + BLI (z. B. Piperacillin + Tazobactam) + Makrolid
- Ertapenem + Makrolid
- Fluorchinolon Gruppe 3 oder 4 (z. B. Levofloxacin, Moxifloxacin)
- Fluorchinolon Gruppe 2 (Ciprofloxacin) + Clindamycin
- Mero- oder Imipenem + Makrolid

Pneumonie mit schwerer Sepsis oder Schock, intensivpflichtig

Pneumokokken, Haemophilus influenzae, Staphylococcus aureus, gramnegative Bakterien, Anaerobier, Mischinfektion

- Acylaminopenicillin + BLI + Makrolid
- Carbapenem + Makrolid
- Cefotaxim oder Ceftriaxon + Makrolid (bei Pseudomonasverdacht Ceftazidim oder Cefepim + Makrolid)
- Fluorchinolon Gruppe 2 oder 3 + Clindamycin

BLI = β-Laktamase-Inhibitor

Therapiebreite

1.1.2 Chronisch-obstruktive Lungenerkrankung (COPD)

Definition und Ätiologie

Die chronische Bronchitis wird definiert durch Husten und Auswurf über mindestens 3 Monate in mindestens 2 aufeinanderfolgenden Jahren. Den Mischformen zwischen chronischer Bronchitis, Lungenemphysem und Asthma bronchiale trägt der Begriff **COPD** (engl. „chronic obstructive pulmonary disease") Rechnung (Adam & Lode 1999).

Akute Exazerbationen der chronischen Bronchitis (AECB) sind in der Regel infektbedingt. Sie entstehen auf dem Boden einer durch Noxen (oft Rauchen) geschädigten Schleimhaut (**a**). Die AECB werden nach Lode (1990) in vier **Schweregrade** eingeteilt, die durch die Krankheitsdauer und die Zahl der Exazerbationen („Schübe") bestimmt werden. In den höheren Schweregraden liegen zudem eine schwere Obstruktion sowie ein mittleres bis schweres Emphysem vor.

Symptome

- Chronischer Husten mit glasigem Auswurf, anfangs vor allem morgens,
- grobblasige Rasselgeräusche, evtl. Giemen,
- Zunahme der Beschwerden über Monate und Jahre, Belastungsdyspnoe,
- akute Exazerbation: Fieber, Verfärbung des Sputums, respiratorische Insuffizienz.

Diagnostik

- Spirometrie: obstruktive Ventilationsstörung, „Emphysemknick",
- Röntgendiagnostik zur Klärung der Differenzialdiagnosen (Bronchialkarzinom!), s. Abschn. 1.1.1,
- mikrobiologische Diagnostik s. Abschn. 1.1.1 sowie Kap. „Einführung".

Komplikationen

Emphysem, pulmonale Hypertonie, Cor pulmonale mit Rechtsherzversagen.

Therapeutisches Vorgehen

- Rauchabstinenz, Bronchodilatatoren, Atemtherapie
- **Antibiotikatherapie:** Mit fortschreitender Erkrankung und zunehmender Beeinträchtigung der Lungenfunktion ändert sich bei der chronischen Bronchitis auch das Erregerspektrum: Es treten vermehrt gramnegative Keime auf. Die antibiotische Therapie akuter Exazerbationen richtet sich wie bei der Pneumonie nach dem Schweregrad der AECB.

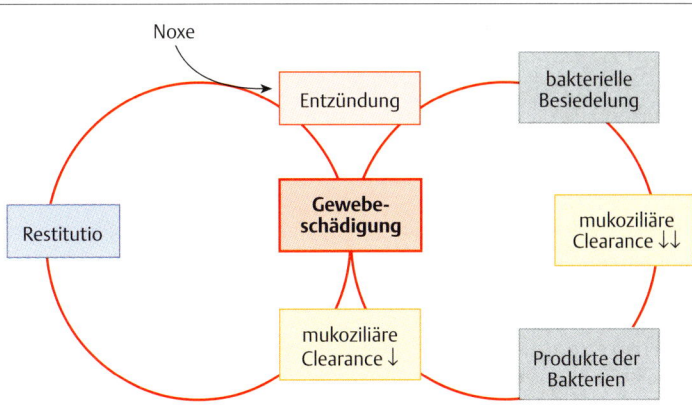

a Modell der bakteriellen Kolonisation der Atemwege bei COPD (aus Adam & Lode [1])

Wahrscheinliche Erreger	**Kalkulierte Soforttherapie**

Schweregrad 1 (Anamnese < 1 Jahr, < 3 Exazerbationen pro Jahr)

Haemophilus influenzae, Pneumokokken

- Cefuroxim
- Amoxicillin
- Makrolide
- Ketolide (Thelithromycin)
- neue Chinolone (z. B. Levofloxacin, Moxifloxacin)

Schweregrad 2 (Anamnese > 1 Jahr, Komorbidität)

Haemophilus influenzae, Pneumokokken, Staphylokokken, Klebsiellen

- Cefuroxim oder Ceftriaxon/Cefotaxim
- Amoxicillin + BLI
- neue Chinolone (z. B. Levofloxacin, Moxifloxacin)

Schweregrad 3 und 4 (schwere Obstruktion)

Haemophilus influenzae, Pneumokokken, Pseudomonas aeruginosa, Klebsiellen

bei Bronchiektasen: Enterobakterien, Staphylococcus aureus

- Acylaminopenicillin + BLI (z. B. Piperacillin + Tazobactam)
- Ciprofloxacin oder Levofloxacin. evtl. + Clindamycin
- Cefotaxim oder Ceftriaxon + Clindamycin
- Carbapeneme (Mero- bzw. Imipenem)

BLI = β-Laktamase-Inhibitor

1.2 Intraabdominelle Infektionen

1.2.1 Ulkusperforation

Definition und Ätiologie

Transmurale Zerstörung der Magen- bzw. Duodenalwand infolge eines peptischen Geschwürs (Ulcus ventriculi, Ulcus duodeni):

- **Freie Perforation:** durch die Nekrose (häufig präpylorisch) kommt es zum Übertritt von Luft und Magensaft bzw. Duodenalsekret in die freie Bauchhöhle. Der saure Magensaft verursacht initial eine chemische Peritonitis (**a**).
- **Penetration, gedeckte Perforation:** Durchbruch in ein benachbartes Organ (Kolon, Pankreas); die fibrinöse Verklebung und anschließende Verwachsung schirmt den Ulkuskanal zunächst von der Bauchhöhle ab; es kommt zur lokalen Peritonitis.

Symptome

- Die Perforation äußert sich mit **akuten, heftigsten Oberbauch-schmerzen** als akutes Abdomen. Entzündungszeichen fehlen bei einer frischen Perforation noch.
- Bei der Penetration bzw. gedeckten Perforation sind die Schmerzen eher **protrahiert**, und die Klinik ist larviert.

Diagnostik

- **Laborwerte:** mit zunehmender Zeitdauer Leukozytose, CRP-Erhöhung.
- **Röntgenbild:** Typischer Röntgenbefund eines perforierten Ulkus ist die freie Luft unter dem Zwerchfell (allerdings nur in 60 – 80 % der Fälle nachweisbar) (**b**).

Komplikationen

Diffuse, bakterielle Peritonitis; Sepsis

Therapeutisches Vorgehen

Möglichst umgehende **Laparotomie** mit Ulkusexzision, Übernähung der Perforationsöffnung oder distale Magenresektion. Bei Penetration in Nachbarorgane Resektion in Abhängigkeit von der Ausdehnung.
Antibiotikatherapie s. Abschn. 1.2.9.

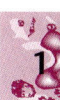

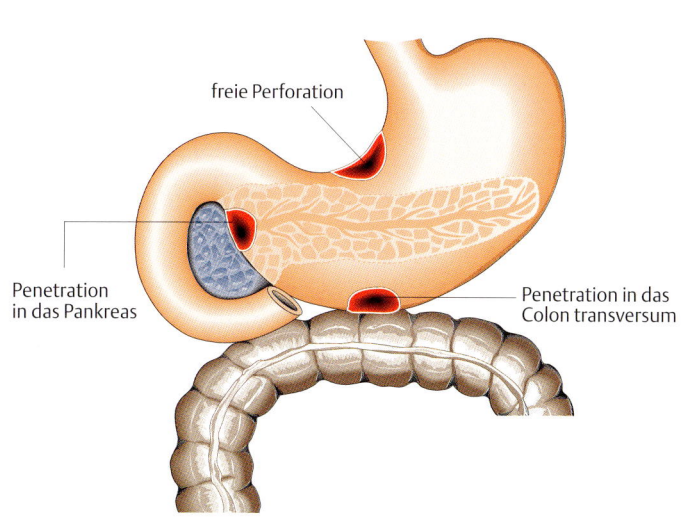

a Freie Perforation, Penetration

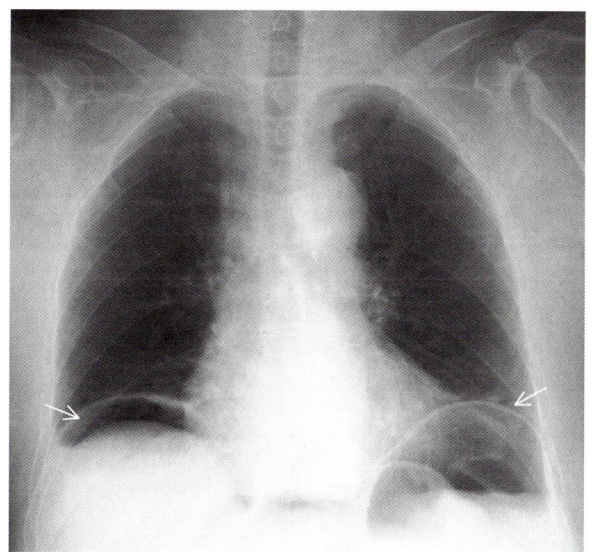

b Luftsichel unter dem Zwerchfell (aus Lippert [5])

1.2.2 Akute bakterielle Cholezystitis/Cholangitis

Definition und Ätiologie

- **Akute Cholezystitis:** Entzündung der Gallenblase, hervorgerufen durch mechanische Reize und anschließende bakterielle Infektion.
- **Akute Cholangitis:** Entzündung der Gallenwege, meist infolge Störung des Galleabflusses (Cholangiolithiasis, Stenose, Tumor, aber auch iatrogen, z. B. nach endoskopisch-retrograder Cholangiopankreatikographie [ERCP]).

Die Schädigung der Schleimhaut verursacht eine zunächst **abakterielle Entzündungsreaktion.** Überwiegend durch Aszension aus dem Duodenum kommt es dann zur bakteriellen Besiedlung, die zur **eitrigen Cholezystitis/Cholangitis** führt.

Symptome

- Übelkeit, Erbrechen, hohes Fieber, evtl. Ikterus, Dauerschmerzen im rechten Oberbauch, die in den Rücken ausstrahlen können,
- Palpation: **Murphy-Zeichen** (Schmerzen beim Einatmen und gleichzeitiger Palpation unterhalb des rechten Rippenbogens), evtl. druckschmerzhafte Resistenz im rechten Oberbauch (**a**),
- **Charcot-Trias** bei Cholangitis: Ikterus, kolikartige Oberbauchschmerzen und septische Temperaturen.

Diagnostik

- **Blutbild:** Leukozytose, CRP-Erhöhung, evtl. pathologische Leberwerte; bei Cholangitis: erhöhte Cholestaseparameter.
- **Sonograpisch** zeigt sich bei der Cholezystitis eine wandverdickte, vergrößerte Gallenblase, evtl. mit Steinen (**b**). Bei Cholangitis Erweiterung der Gallenwege.

Komplikationen

- Cholezystitis: Gallenblasenempyem, Perforation (frei, gedeckt) mit galliger Peritonitis (s. Abschn. 1.2.7) oder Gallensteinileus,
- Cholangitis: Leberabszesse, Sepsis.

Therapeutisches Vorgehen

Standard bei unkomplizierter Cholezystitis: laparoskopische Cholezystektomie. Bei Komplikationen offene Cholezystektomie. Die Cholangitis wird konservativ behandelt; bei Cholangiolithiasis und präpapillärem Konkrement ERCP mit Papillotomie. Antibiotikatherapie s. Abschn. 1.2.9.

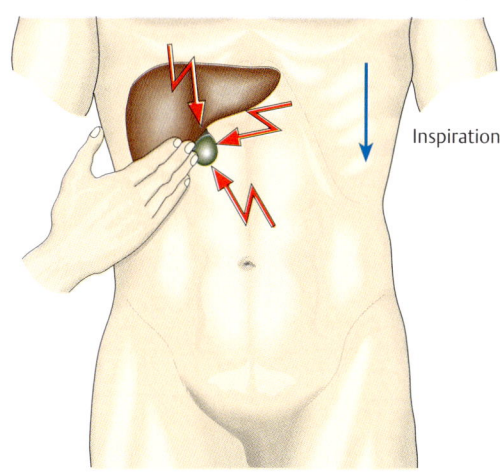

a Murphy-Zeichen

Inspiration

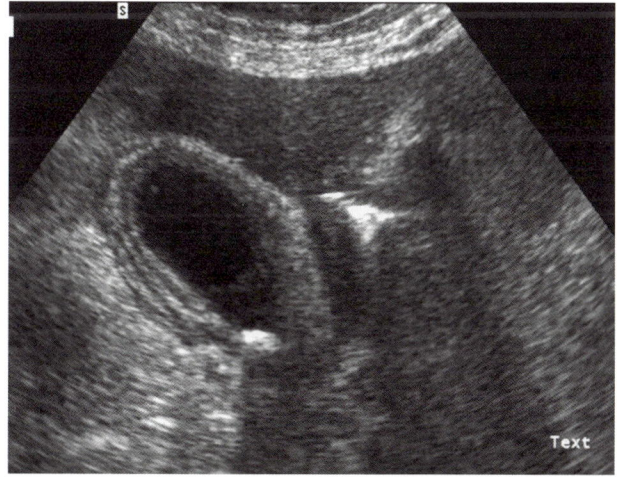

b Sonographischer Befund bei Cholezystitis (aus Mantke & Peitz [7])

1.2.3 Entzündung oder Perforation von Dünndarm-Divertikeln

Definition und Ätiologie

- Bei den **echten Divertikeln** des Dünndarms handelt es sich um angeborene Ausstülpungen aller Darmwandschichten; sie sind sehr selten (**a**).
- Dagegen sind die häufiger vorkommenden **Pseudodivertikel** erworbene Ausstülpungen von Submukosa und Mukosa durch die Lamina muscularis. Sie treten meist im Dickdarm auf (s. Abschn. 1.2.5).
- Als **Meckel-Divertikel** wird der fortbestehende Rest des Dottergangs (Ductus omphaloentericus) bezeichnet. Es liegt zwischen 60 und 90 cm distal der Ileozökalklappe) und wird meist zufällig im Rahmen einer Appendektomie entdeckt. Es kann ektope Magenschleimhautinseln enthalten und zu Appendizitis-ähnlichen Beschwerden sowie zu Blutungen Anlass geben.

Symptome

- Divertikulitis: Schmerzen, Übelkeit, Erbrechen, Leukozytose und Fieber,
- Teerstuhl, okkultes Blut im Stuhl,
- Invagination (v.a. Meckel-Divertikel): Schmerzen, Hyperperistaltik.

Diagnostik

In Abhängigkeit von der Symptomatik:
- Szintigraphie (**b**), Dünndarmuntersuchung nach Sellink, Angiographie,
- explorative Laparoskopie bzw. Laparotomie.

Komplikationen

Blutung, mechanischer Ileus, Perforation und Peritonitis.

Therapeutisches Vorgehen

Exzision der Divertikel (evtl. auch laparoskopisch); bei ausgedehnter Entzündung/lokaler Peritonitis Resektion des Darmabschnitts.
Antibiotikatherapie s. Abschn. 1.2.9.

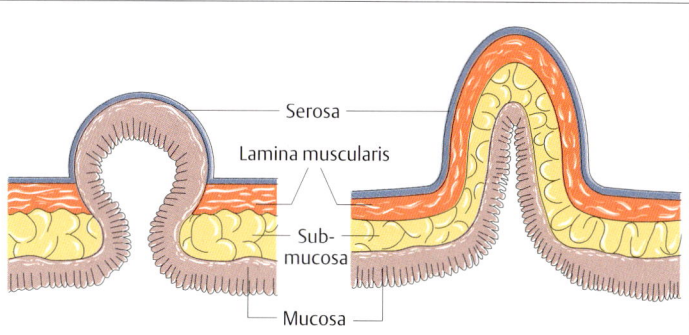

a Pseudodivertikel und echtes Divertikel

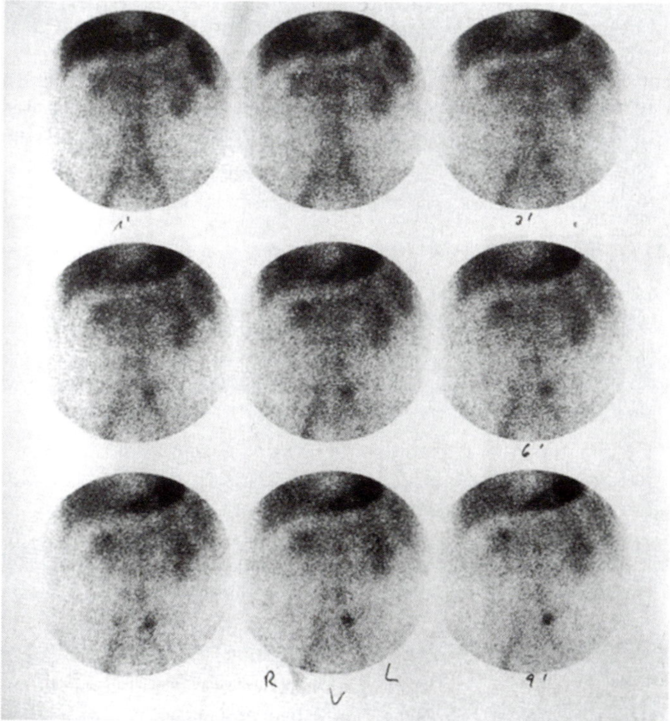

b Szintigraphische Diagnose eines Meckel-Divertikels (Büll et al. [2])

1.2.4 Akute Appendizitis

Definition und Ätiologie

Multifaktoriell bedingte Entzündung der Appendix vermiformis (Wurmfortsatz), begünstigt durch mechanische Obstruktion (z.B. Kotsteine, Fremdkörper, Parasiten). Nach einem katarrhalischen **Primärinfekt** der Schleimhaut dehnt sich die bakterielle Entzündung durch alle Wandschichten aus **(phlegmonöse Appendizitis).** Die Verlegung des Lumens führt zu einem **Appendix-Empyem.**

Symptome

- Abdomineller Schmerz, „**Wanderschmerz**" **(a):** Beginn im Epigastrium oder rechten Oberbauch, Verlagerung in den rechten Unterbauch (Lanz-Punkt, McBurney-Punkt), **Loslass-Schmerz,** Abwehrspannung im rechten Unterbauch, Douglas-Schmerz bei rektaler Untersuchung, Übelkeit, Erbrechen, Fieber (axillär-rektaler Temperaturunterschied > 1,0 °C),
- **Stummes Intervall:** Nach gedeckter Perforation (s. u.) bessert sich das Befinden zunächst, Schmerzen und Fieber gehen zurück. Palpatorisch findet sich eine pralle Raumforderung im rechten Unterbauch oder eine Douglas-Vorwölbung.

Diagnostik

- **Laborwerte:** kleines Blutbild (Leukozytose > 10 000/µl), CRP, Urinstatus,
- **Sonographie:** Kokardenphänomen, Appendixdurchmesser > 9 mm (bei Kindern > 6 mm), freie Flüssigkeit, bei Appendicitis perforans inhomogene Raumforderungen mit extraintestinalen Gaseinschlüssen (**b**).

Komplikationen

- Bei langsamem Fortschreiten des Entzündungsprozesses entsteht ein **perityphlitischer Abszess,** der „gedeckt" in die umgebenden Hohlräume perforieren kann (z. B. Douglas-Abszess).
- Eine rasch fortschreitende Gewebedestruktion führt zur freien Perforation **(perforierte Appendizitis)** mit Entwicklung einer diffusen **Peritonitis.**

Therapeutisches Vorgehen

Unverzügliche Operation! Das Schicksal der akuten Appendizitis entscheidet sich **in den ersten 24 – 48 Stunden.**

Zusätzliche Antibiotikatherapie (s. Abschn. 1.2.9) nur bei gedeckter oder freier Perforation.

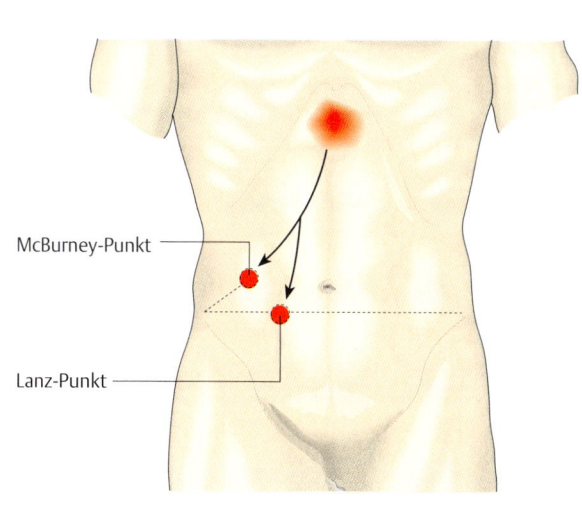

McBurney-Punkt

Lanz-Punkt

a Wanderschmerz bei Appendizitis

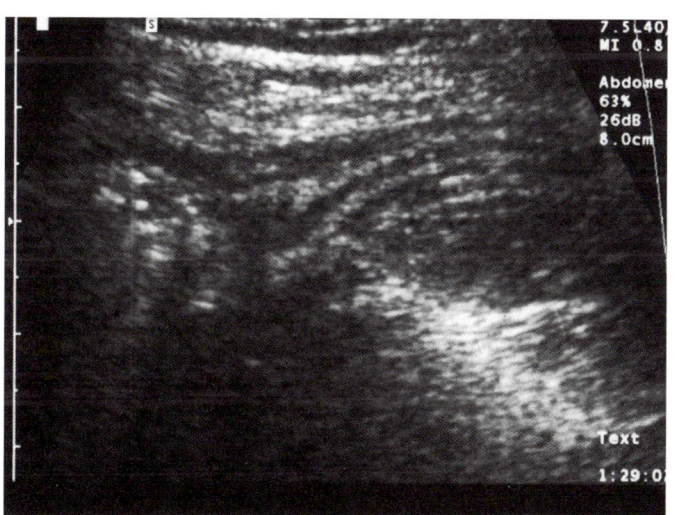

b Sonographischer Befund bei Appendizitis (aus Mantke & Peitz [7])

1.2.5 Dickdarm-Divertikulitis

Definition und Ätiologie

Entzündung so genannter **Pseudodivertikel:** Sie entstehen bei Wandschwäche der Lamina muscularis bzw. durch Muskellücken entlang der versorgenden Gefäße, durch die es zu Ausstülpungen von Submukosa und Mukosa kommt (**Risikofaktor:** Obstipation). Ihre Häufigkeit nimmt mit dem Lebensalter zu. Über 70-jährige Patienten weisen in 50–70% Dickdarm-Divertikel auf (zu 80% im Sigma). Durch Kotverhalt und Bildung von Kotsteinen kommt es zur Schleimhautschwellung; die Retention wird verstärkt. Die bakterielle Besiedlung führt zur Divertikulitis.

Symptome

- Ein Großteil der Kolondivertikel bleiben klinisch unauffällig (**Divertikulose**); es können jedoch auch Beschwerden ohne klinisch-pathologisches Korrelat auftreten (**„painful diverticular disease"**).
- Typische Symptomkonstellation der Sigmadivertikulitis ist die **„Linksappendizitis":** Schmerzlokalisation im linken Unterbauch (evtl. auch Mittelbauch, linke Flanke oder rechter Unterbauch), Übelkeit, Erbrechen, Leukozytose und Fieber. Abwehrspannung, druckempfindliche Walze (**Pseudotumor**), Stuhl- und Windverhalt bei Darmstenosen.

Diagnostik

- **Sonographisch** zeigt sich die Darmwand entzündlich verdickt; der entzündliche Tumor bzw. Abszesse sind im Ultraschall sichtbar.
- Mittels **Kolonkontrasteinlauf** mit wasserlöslichem Kontrastmittel können Divertikel, Stenosen, Fisteln sowie eine Perforation nachgewiesen werden.

Komplikationen

Blutungen, Stenosierungen, Abszess, gedeckte Perforation mit Fistelbildung oder freie Perforation mit Peritonitis (**a**).

Therapeutisches Vorgehen

- Nur bei sehr begrenztem entzündlichem Befund zunächst konservatives Vorgehen (Antibiotika s. u., Spasmolytika, vollresorbierbare Diät), ggf. Abszesspunktion unter sonographischer Kontrolle,
- Resektion des betroffenen Darmabschnitts mit direkter Anastomose, bei ausgedehntem Befund zweizeitiges Vorgehen (Hartmann-OP mit späterer Rückverlagerung [**b**]),
- Antibiotikatherapie s. Abschn. 1.2.9.

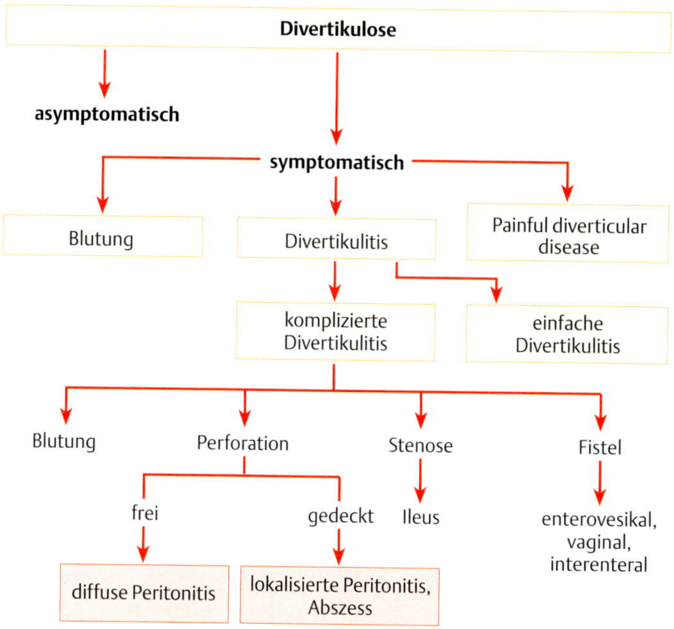

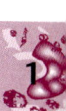

```
                        Divertikulose

  asymptomatisch              symptomatisch

   Blutung          Divertikulitis      Painful diverticular
                                              disease

                    komplizierte           einfache
                    Divertikulitis        Divertikulitis

  Blutung      Perforation      Stenose         Fistel

           frei        gedeckt   Ileus    enterovesikal,
                                            vaginal,
                                          interenteral

  diffuse Peritonitis   lokalisierte Peritonitis,
                              Abszess
```

a Divertikulose, Divertikulitis und deren Komplikationen (aus Lippert [5])

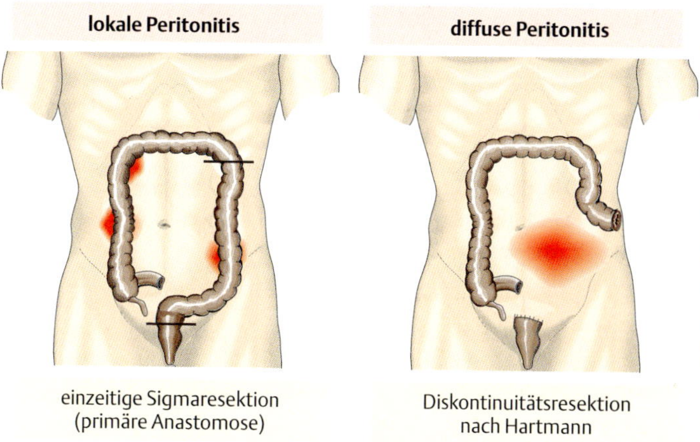

lokale Peritonitis   **diffuse Peritonitis**

einzeitige Sigmaresektion   Diskontinuitätsresektion
(primäre Anastomose)   nach Hartmann

b Einzeitiges und zweizeitiges Vorgehen bei Sigmaresektion
(mod. nach Lippert [5])

1.2.6 Perforation nach Trauma

Definition und Ätiologie

Perforierendes Bauchtrauma: Verletzung von Organen und/oder Gefä-ßen der Bauchhöhle, z. B. durch Unfall, Messerstich, Geschosse. Perforie-rende Bauchtraumen sind in Europa selten (10 % aller Bauchverletzun-gen), hier überwiegt das so genannte stumpfe Bauchtrauma (ohne Verlet-zung der Haut), das zur Ruptur parenchymatöser Organe oder zur Perfo-ration von intraabdominellen Hohlorganen mit Peritonitis führen kann.

Symptome

Die Symptomatik ist abhängig von Lokalisation und Ausmaß der Verlet-zung:
- Schmerzen, Blutung,
- bei größerem Blutverlust in den Bauchraum **Schockzeichen,**
- bei Perforation eines Hohlorgans Symptome eines **akuten Abdomens** (starke Schmerzen, „brettharter Bauch"), Übelkeit, Erbrechen.
- Die Ausprägung der Symptome kann bei abgedeckten Läsionen all-mählich (Stunden bis Tage) zunehmen.

Diagnostik

- Sonographisch zeigt sich **freie Flüssigkeit** im Abdomen, deren Aus-maß das weitere Vorgehen bestimmt,
- Computertomographie zur Darstellung der Organläsionen,
- frühzeitige **Laparoskopie bzw. explorative Laparotomie.**

Komplikationen

Hämorrhagischer Schock, Peritonitis, Sepsis.

Therapeutisches Vorgehen

Je nach Ausmaß der Verletzung und begleitenden Infektion: Blutstillung, Übernähung, Resektion, Peritonitis-Therapie (s. Abschn. 1.2.7).
Antibiotikatherapie s. Abschn. 1.2.9.

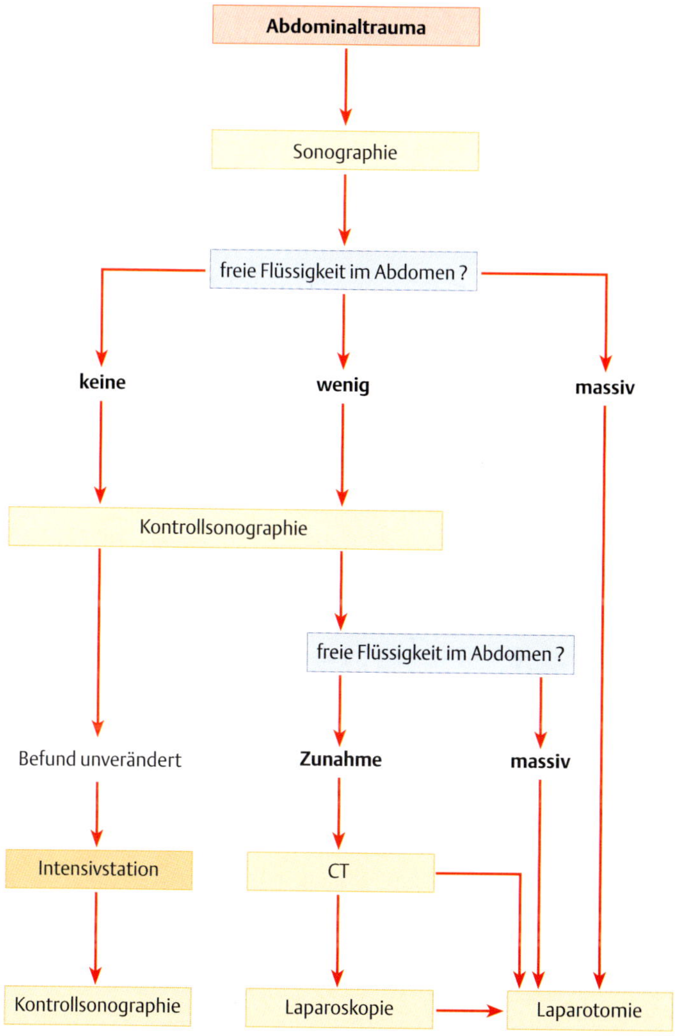

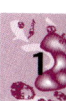

```
                    ┌─────────────────────────┐
                    │    Abdominaltrauma       │
                    └─────────────────────────┘
                               │
                               ▼
                    ┌─────────────────────────┐
                    │      Sonographie         │
                    └─────────────────────────┘
                               │
                               ▼
          ┌──────────────────────────────────────────┐
          │      freie Flüssigkeit im Abdomen ?       │
          └──────────────────────────────────────────┘
     │                         │                         │
   keine                     wenig                     massiv
     │                         │                         │
     ▼                         ▼                         │
┌────────────────────────────────────┐                  │
│        Kontrollsonographie          │                  │
└────────────────────────────────────┘                  │
     │                         │                         │
     │                         ▼                         │
     │         ┌────────────────────────────────┐        │
     │         │  freie Flüssigkeit im Abdomen ? │       │
     │         └────────────────────────────────┘        │
     │                 │               │                 │
Befund unverändert   Zunahme        massiv              │
     │                 │               │                 │
     ▼                 ▼               │                 │
┌──────────────┐  ┌──────────┐        │                 │
│ Intensivstation│ │    CT    │───────┤                 │
└──────────────┘  └──────────┘        │                 │
     │                 │               │                 │
     ▼                 ▼               ▼                 ▼
┌──────────────┐  ┌──────────────┐  ┌────────────────────┐
│Kontrollsono- │  │ Laparoskopie │─▶│   Laparotomie      │
│graphie       │  └──────────────┘  └────────────────────┘
└──────────────┘
```

Diagnostik beim stumpfen und spitzen Bauchtrauma (nach Lippert [5])

1.2.7 Peritonitis

Definition und Ätiologie

Infektion der Bauchhöhle, so genannte Bauchfellentzündung.

1. **Primäre Peritonitis:** „spontane", durch hämatogene oder lymphogene bakterielle Besiedlung bedingte Bauchfellentzündung (selten, ca. 2 %); meist im Zusammenhang mit einer Immunschwäche (z. B. bei Leberzirrhose).

2. **„Sekundäre Peritonitis":** durch direkte Einschleppung von Keimen aus einem Organ der Bauchhöhle, meist nach Perforation eines Hohlorgans; ein weiterer Infektionsweg besteht bei Frauen über die Eileiter (Pelveoperitonitis) (**a**). Eine Sonderform ist die Peritonitis bei Peritonealdialyse (Erreger meist Staphylokokken und E. coli).

3. **Tertiäre Peritonitis:** postoperative (nosokomiale) Peritonitis; besonders hohe Letalität (bis 80 %).

Symptome

- Bild des **akuten Abdomens:** starke Schmerzen, Abwehrspannung: („brettharter Bauch"), Übelkeit, Erbrechen,
- im Frühstadium meist dumpfer, wellenförmiger Schmerz (**„viszeral"),**
- im fortgeschrittenen Stadium scharfer, „bewusstseinsnaher" Schmerz (**„parietal"),** spärliche Darmperistaltik bis hin zum Ileus,
- Fieber, Exsikkose, zunehmende Schocksymptomatik.

Diagnostik

- Laborwerte: Leukozytose, CRP-Erhöhung,
- Abdomenleeraufnahme; sonographisch **freie Flüssigkeit** im Abdomen (primäre Peritonitis: **Aszites**),
- computertomographisch Nachweis einer evtl. Perforationsursache, Abszesslokalisation.

Komplikationen

Systemische Immunreaktion („systemic inflammatory response syndrome", SIRS) (**b**): septischer Schock, Multiorganversagen, Verbrauchskoagulopathie.

Therapeutisches Vorgehen

- Primäre Peritonitis: konservativ,
- Sekundäre und tertiäre Peritonitis: frühzeitige Laparotomie mit **Herdsanierung** (Ausschaltung der Infektionsquelle), Spülung der Bauchhöhle, programmierte Lavage.

Antibiotikatherapie s. Abschn. 1.2.9.

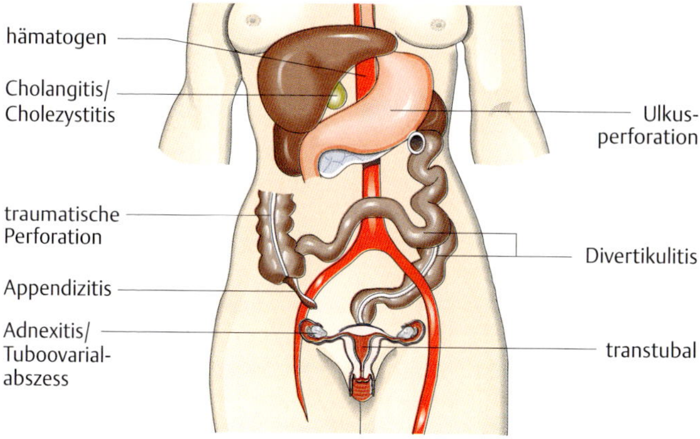

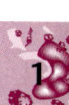

hämatogen

Cholangitis/
Cholezystitis

Ulkus-
perforation

traumatische
Perforation

Divertikulitis

Appendizitis

Adnexitis/
Tuboovarial-
abszess

transtubal

a Infektionswege bei Peritonitis

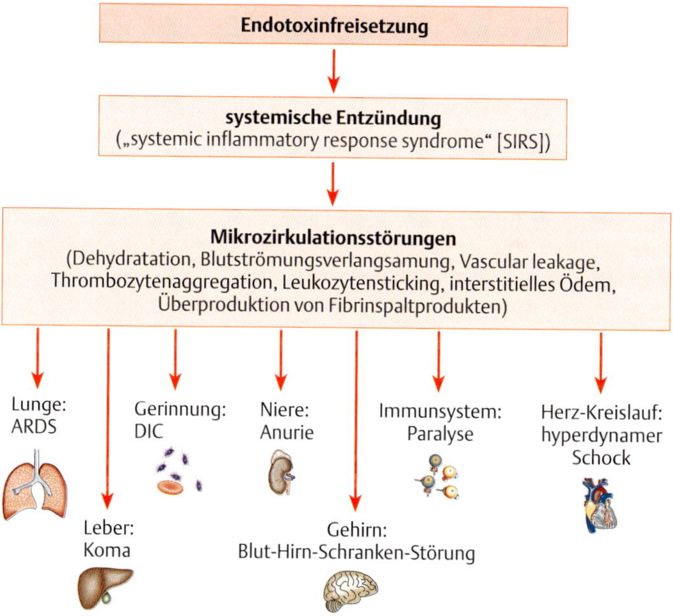

Endotoxinfreisetzung

↓

systemische Entzündung
(„systemic inflammatory response syndrome" [SIRS])

↓

Mikrozirkulationsstörungen
(Dehydratation, Blutströmungsverlangsamung, Vascular leakage,
Thrombozytenaggregation, Leukozytensticking, interstitielles Ödem,
Überproduktion von Fibrinspaltprodukten)

Lunge:
ARDS

Gerinnung:
DIC

Niere:
Anurie

Immunsystem:
Paralyse

Herz-Kreislauf:
hyperdynamer
Schock

Leber:
Koma

Gehirn:
Blut-Hirn-Schranken-Störung

b Systemische Immunreaktion bei Peritonitis (mod. nach Lippert [5])

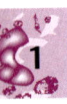

1.2.8 Mikrobiologische Diagnostik

- Intraoperativ oder durch Punktion gewonnene Sekrete/Eiter sollten in sterilen Röhrchen direkt und sofort ins Labor gebracht werden; alternativ können Transportmedien auch für Anaerobier gewählt werden (z.B. Port-A-Cul, Becton und Dickinson, Heidelberg).
- Bei Peritonitis sollte immer auch Peritonealflüssigkeit (primäre Peritonitis: **Aszitespunktat**) zur mikrobiologischen Untersuchung eingeschickt werden.
- Bei Fieber: Blutkulturen (Einzelheiten zur Technik s. Kap. „Einführung").

1.2.9 Antibiotikatherapie

- Bei der primären Peritonitis liegt in aller Regel eine **Monoinfektion** vor (z.B. E. coli bei Leberzirrhose). Vor allem im Kindesalter werden häufig Pneumo- oder Streptokokken nachgewiesen. In letzter Zeit wurde jedoch ein Erregerwandel hin zu gramnegativen Keimen beobachtet.
- Bei der sekundären Peritonitis findet man fast immer eine **polymikrobielle Infektion** (in 86% E. coli + Bacteroides), je nachdem welches Organ perforiert ist, meist mit Enterococcus spp., Enterobacteriaceae, Bacteroides spp. und anderen Anaerobiern sowie seltener Staphylokokken. Ausnahme ist die relativ frische Ulkusperforation, bei der Anaerobier noch nicht zu finden sind, da aerobe Keime (Enterobacteriaceae) erst das Mileu zum Wachstum anaerober Keime schaffen. Die Breite der **kalkulierten Soforttherapie** hängt von der Art und der Ausdehnung der Infektion ab. Bei einer gering ausgeprägten Peritonitis nach Ulkusperforation genügt meist die Gabe eines Cephalosporins der Gruppe 2 (z.B. Cefuroxim).
- Die **diffuse sekundäre** und die **tertiäre Peritonitis** erfordern den Einsatz eines Carbapenems oder eine Kombinationstherapie z.B. mit einem Cephalosporin der Gruppe 3a oder 3b (Ceftiaxon, Ceftazidim, Cefotaxim) + Metronidazol.

Wahrscheinliche Erreger	Kalkulierte Soforttherapie

Primäre Peritonitis

Pneumokokken
Streptokokken
E. coli,
Anaerobier

- Aminopenicillin + BLI
- Cefuroxim + Metronidazol
- Ertapenem

Lokalisierte sekundäre Peritonitis

Perforation des Magens oder Dünndarms

steril oder Viridans-Streptokokken; bei länger bestehender Perforation auch Anaerobier und Enterobacteriaceae

- Aminopenicillin + BLI
- Cefuroxim + Metronidazol
- Ertapenem

evtl. Candida spp.

- ggf. Fluconazol, Caspofungin, Voriconazol (nach Antimykogramm)

Cholangitis/Cholezystitis

Enterobacteriaceae spp., selten Enterococcus spp. oder Anaerobier

- Aminopenicillin + BLI
- Acylaminopenicillin + BLI
- Cefotaxim/Ceftriaxon
- Ertapenem

Komplizierte Appendizitis, Divertikulitis

Enterobacteriaceae spp., Enterococcus spp., Bakteroides spp., Anaerobier, selten Staphylokokken

- Amino- bzw. Acylamino-penicillin + BLI (z. B. Amoxicillin + Clavulansäure, Piperacillin + Tazobactam)
- Cefuroxim/Cefotiam/Cefotaxim + Metronidazol
- Ertapenem

Generalisierte sekundäre Peritonitis, tertiäre Peritonitis

Mischinfektion mit Enterobacteriaceae, Enterokokken, Anaerobiern selten auch Candida spp., evtl. Staphylokokken, Pseudomonas spp.

- Acylaminopenicillin + BLI
- Ceftriaxon/Ceftazidim/Cefotaxim + Metronidazol
- Fluorchinolon + Metronidazol
- Carbapenem (z. B. Imipenem oder Meropenem)
- ggf. Fluconazol, Voriconazol

BLI = β-Laktamase-Inhibitor

1.3 Akute gynäkologische Infektionen

1.3.1 Bakterielle Vaginose

Definition und Ätiologie

- **Störung der physiologischen Scheidenflora** durch Verdrängung von Milchsäurebakterien (Döderlein-Stäbchen) durch Gardnerella vaginalis und fakultativ pathogene Bakterien (meist Anaerobier) (**a**).

Symptome

- Nässegefühl, übelriechender, dünnflüssiger, weiß-gräulicher Ausfluss.

Diagnostik

- pH-Messung des Scheidensekrets: Bei Verdrängung der Laktobazillen steigt der pH-Wert auf > 4,5 an (meist liegt er dann bei 5 – 5,5),
- Mikroskopie des Scheidenabstrichs, s. Abschn. 1.3.8.

Komplikationen

Aufsteigende Infektion.

Therapeutisches Vorgehen

Evtl. lokale Applikation von Milchsäurebakterien (als Vaginalzäpfchen); Antibiotikatherapie (s. Abschn. 1.3.9).

1.3.2 Zervizitis

Definition und Ätiologie

- **Akute Entzündung des Gebärmutterhalses,** besonders bei jungen Frauen, Ursache in aller Regel Infektion mit **Chlamydien,** auch Doppelinfektion mit Gonokokken sowie Mischinfektion (Aerobier/Anaerobier),
- **Risikofaktoren:** bakterielle Vaginose, Promiskuität, niedriges Alter beim ersten Geschlechtsverkehr.

Symptome und Diagnostik

Eitriger **Ausfluss;** bei der Spekulumuntersuchung entleert sich reichlich schleimiger Eiter aus dem Muttermund (**b**). Diagnostik s. Abschn. 1.3.8.

Komplikationen

Aszension in höhere Genitalabschnitte (Endometritis, Salpingitis etc.).

Therapeutisches Vorgehen

Antibiotikatherapie (s. Abschn. 1.3.9).

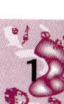

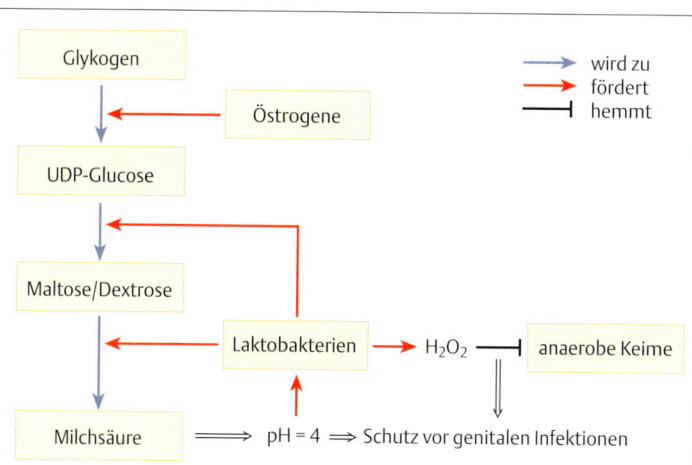

a Biologie der Scheide (nach Pfleiderer et al. [10])

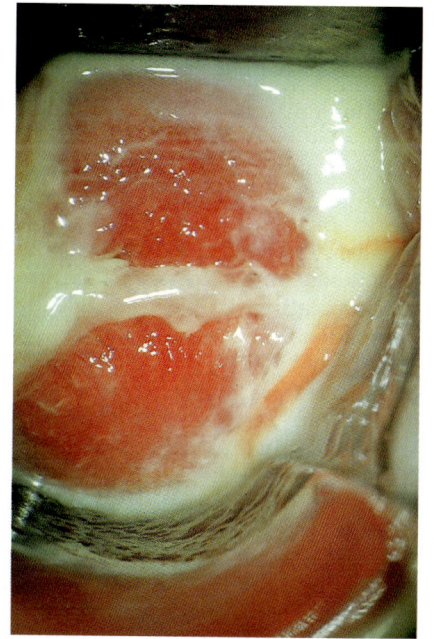

b Zervizitis bei Chlamydieninfektion (aus Petersen [8])

1.3.3 Endometritis

Definition und Ätiologie

- Entzündung der Gebärmutterschleimhaut (**Endometritis**), evtl. auch der Muskulatur (**Endomyometritis**) infolge bakterieller Aszension (**a**),
- **Risikofaktoren:** intrauterine Eingriffe (**b**), Insertion eines Intrauterinpessars, Östrogenmangelperioden (Wochenbett, postmenopausal).

Symptome

- Blutungsanomalien,
- keine Schmerzen bei isolierter Endometritis, Druckempfindlichkeit der Gebärmutter bei Beteiligung der Uterusmuskulatur.

Diagnostik

Falls erforderlich, diagnostische Abrasio. Mikrobiologische Diagnostik s. Abschn. 1.3.8.

Komplikationen

Adnexitis, Pelveoperitonitis.

Therapeutisches Vorgehen

Antibiotikatherapie s. Abschn. 1.3.9.

1.3.4 Parametritis

Definition und Ätiologie

- Phlegmone des Beckenbindegewebes (**„pelvic cellulitis"**),
- **Risikofaktoren:** Verletzungen (Riss-/Dehnungswunden) im inneren Genitale z. B. nach intrauterinen Eingriffen, postpartal oder nach Abort.

Symptome und Diagnostik

- Fieber, Schüttelfrost, Schmerzen im Unterbauch,
- in ausgeprägten Fällen Tenesmen der Blase, Schmerzen bei Defäkation.
- Von rektovaginal sind druckschmerzhafte Infiltrate im Parametrium tastbar.
- Sonographie, Computertomographie, evtl. Laparoskopie.

Komplikationen

Pelveoperitonitis.

Therapeutisches Vorgehen

Transvaginale Abszessdrainage. Antibiotikatherapie s. Abschn. 1.3.9.

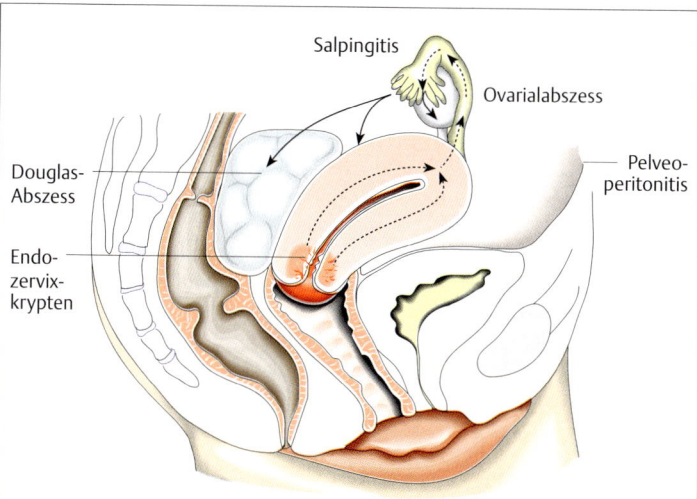

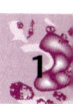

a Bakterielle Aszension in höhergelegene Genitalabschnitte.
Die Endozervix-Krypten bilden das Erregerreservoir

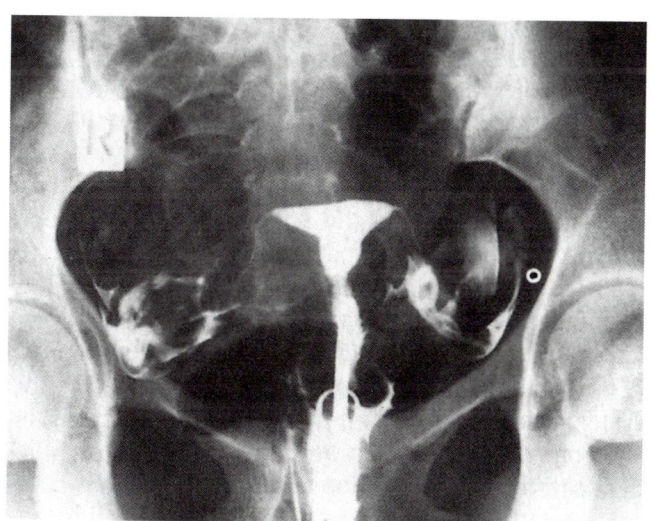

b Die Hysterosalpingographie ist neben anderen intrauterinen Eingriffen ein
Risikofaktor für die Aszension einer vaginalen Infektion (aus Pfleiderer et al. [19])

1.3.5 Salpingitis – Adnexitis

Definition und Ätiologie

- Bakterielle Entzündung der Eileiter (**Salpingitis**) und Eierstöcke (**Adnexitis**), meist beidseitig, nach Keimaszension aus dem unteren Genitale.
- **Risikofaktoren:** intrauterine Eingriffe, Geburt, Wochenbett, Menstruation.
- **Primär:** Schädigung der Schleimhäute durch eine Infektion mit Chlamydien (seltener Gonokokken), **sekundär:** Besiedlung durch andere Keime (meist Anaerobier).
- **Endosalpingitis:** katarrhalische Entzündung der Tubenschleimhaut, die zur Verklebung der Fimbrien führen kann.
- **Saktosalpinx:** erweiterte, ödematös geschwollene Tuben, schleimiges Sekret bzw. Eiter (**a**).

Symptome

- Starke Unterbauchschmerzen, Abwehrspannung, heftigste Druckschmerzen bei der bimanuellen abdomino-vaginalen Palpation, Douglas-Schmerz, Fieber.
- Bei Chlamydien-Infektion zunächst oft symptomarmer Verlauf,
- anamnestisch häufig Symptome einer Zervizitis,
- evtl. Blutungsanomalien infolge begleitender Endometritis.

Diagnostik

- Labor: Leukozytose, Erhöhung des C-reaktiven Proteins (nicht wegweisend bei Chlamydien),
- Sonographie: verdickte Tuben, Saktosalpinx, Abszesse,
- evtl. Laparoskopie.

Komplikationen

Durch Eiteransammlung im kleinen Becken, die durch Verklebungen von der Bauchhöhle abgegrenzt wird, kann sich ein **Douglas-Abszess** bilden. Breitet sich der entzündliche Prozess auf das Peritoneum des kleinen Beckens aus, kommt es zur **Pelveoperitonitis.**

Tubo-Ovarialabszesse (**b**) entstehen seltener im Rahmen einer Aszension, eher durch hämatogene und lymphogene Ausbreitung.

Therapeutisches Vorgehen

Antibiotisch (s. Abschn. 1.3.9). Falls die Antibiotikatherapie nicht anschlägt (v. a. bei Tubo-Ovarialabszessen), Adnexektomie, unter Erhaltung zumindest eines Ovars.

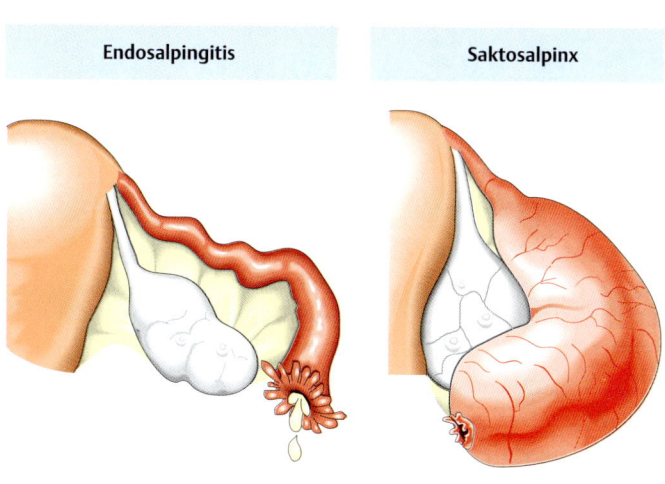

Endosalpingitis

Saktosalpinx

a Endosalpingitis und Saktosalpinx

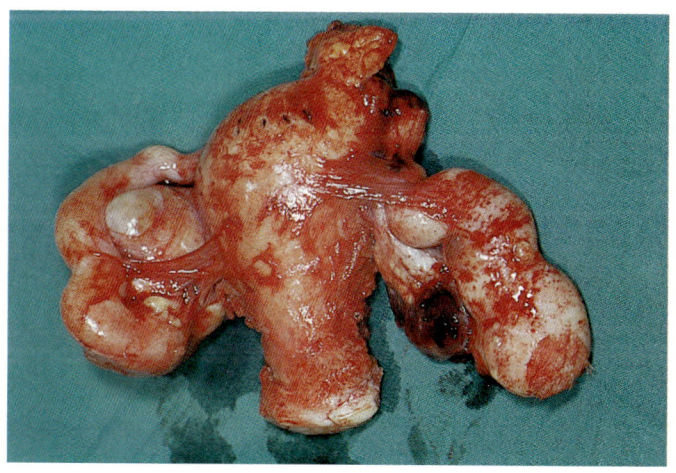

b Ausgedehnte Tubo-Ovarialabszesse (Pyosalpinx) (aus Pfleiderer et al. [10])

1.3.6 Febriler/septischer Abort

Definition und Ätiologie

Als Abort (Fehlgeburt) ist die **Beendigung einer Schwangerschaft** vor der 28. Woche definiert (Frühabort bis 16. Woche). Unterschieden wird eine drohende Fehlgeburt (Abortus imminens, **a**), die evtl. noch reversibel ist, von der irreversiblen beginnenden Fehlgeburt (Abortus incipiens, **b**). Beim Abortus incompletus sind Fetus und Fruchthüllen nur unvollständig ausgestoßen (**c**).

Ein **febriler Abort** liegt vor, wenn es im Rahmen einer Fehlgeburt (spontan oder induziert) zur bakteriellen Infektion kommt. Die Infektion ist meist auf die Decidua beschränkt (ca. 80 %). Beim **septischen Abort** hat sich die Infektion auf Endo-, Myo- oder Parametrium ausgebreitet (ca. 15 %).

Symptome

- Fieber, krampfartige Unterbauchschmerzen,
- rötlich gefärbter, übelriechender Ausfluss, Blutung,
- in fortgeschrittenen Stadien septische Temperaturen. Druckschmerzen, Abwehrspannung.

Diagnostik

- Labor: erhöhte Entzündungsparameter (Leukozyten, C-reaktives Protein),
- Sonographie: Ausschluss einer Perforation oder eines Fremdkörpers bei Verdacht auf induzierten Abort.

Komplikationen

Peritonitis (früher häufiger nach illegalen Schwangerschaftsabbrüchen). Seltene, aber schwerwiegende Komplikation ist eine septische Thrombophlebitis des kleinen Beckens.

Therapeutisches Vorgehen

- Zunächst Antibiotikatherapie (s. Abschn. 1.3.9),
- Abwarten bis zur Entfieberung, danach Kürettage (Abrasio). Falls keine Besserung auftritt, Laparoskopie, bei generalisierter Peritonitis sofortige Laparotomie mit Entfernung des Infektionsherdes (u. U. Hysterektomie).

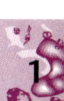

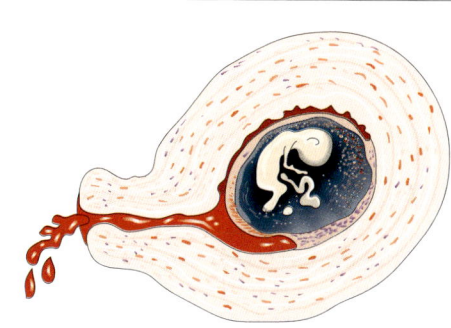

a Abortus imminens

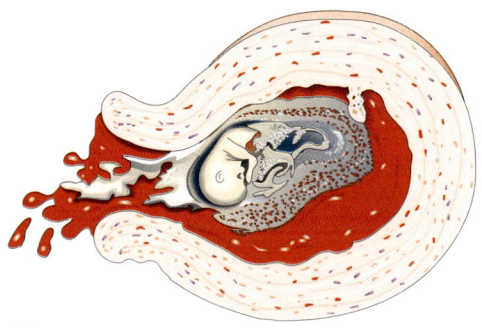

b Abortus incipiens

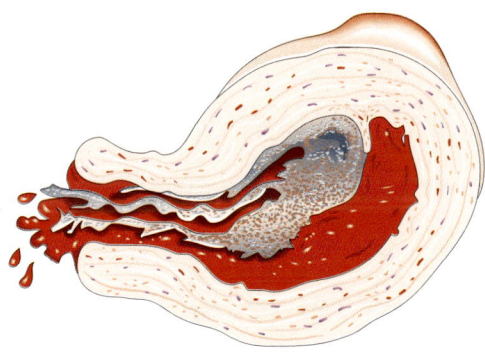

c Abortus incompletus

1.3.7 Postpartale Infektionen (Kindbettfieber)

Definition und Ätiologie

Nach einer Geburt auftretende Infektionen (Wochenbett-, Puerperalfieber). Führende **Ursache der Müttersterblichkeit** (2 – 3/100 000 Geburten, davon 25 % aufgrund infektiöser Komplikationen). Die bakterielle Aszension von Vaginal- und Darmkeimen wird durch den Wochenfluss (Lochien), den offenen Muttermund und die große intrauterine Wundfläche begünstigt. **Risikofaktoren** sind häufige vaginale Untersuchungen und Eingriffe während der Geburt (**a, b**).

Zu den postpartalen Infektionen gehört die **Endometritis puerperalis,** bei der die Entzündung auf die Schleimhaut beschränkt ist. Wenn sich die Infektion weiter ausbreitet, kommt es zur **Endomyometritis** oder **Adnexitis puerperalis** und (selten) zur **Parametritis,** evtl. mit Abszessen.

Symptome

- Zunächst subfebrile Temperaturen, dann Fieberanstieg > 38 °C,
- übelriechender Wochenfluss,
- Druckschmerzen im Unterbauch,
- Abwehrspannung bei Adnexitis mit peritonealer Beteiligung,
- Pelveoperitonitis: Abwehrspannung, Tachykardie und schwer gestörtes Allgemeinbefinden.

Diagnostik

- Labor: Leukozytose, CRP-Erhöhung,
- Sonographie: Tubenerweiterung, evtl. Abszesse.

Komplikationen

Septische Thrombophlebitis, diffuse generalisierte Peritonitis puerperalis, septischer Schock mit Multiorganversagen.

Therapeutisches Vorgehen

Zunächst wird rein konservativ mit breiter antibiotischer Abdeckung (s. Abschn. 1.3.9) behandelt. Bei ausgedehnten Infektionen mit Sepsis ggf. Entfernung des Infektionsherdes (u. U. Hysterektomie).

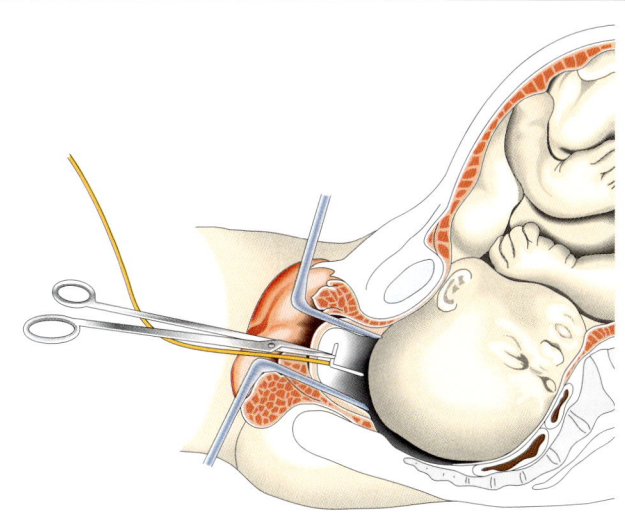

a Fetale Blutgasanalyse (aus Pfleiderer et al. [10])

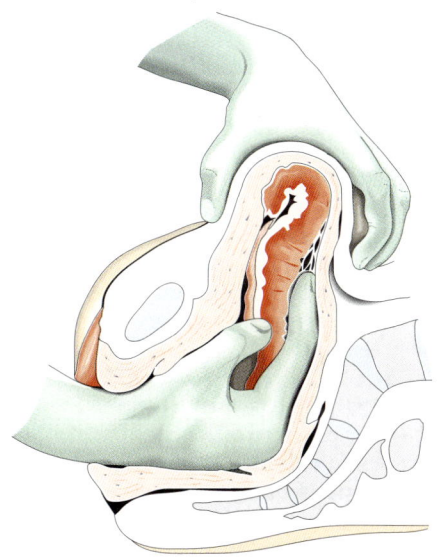

b Manuelle Plazentalösung (aus Pfleiderer et al. [10])

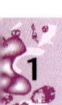

1.3.8 Mikrobiologische Diagnostik

- **Bakterielle Vaginose:** Scheidenabstrich: Die grampositiven Laktobazillen sind durch gramnegative Stäbchen (Gardnerella) ersetzt. In der Färbung mit Methylenblau sieht man sog. **clue-cells** (Epithelzellen, die dicht mit Bakterien besetzt sind). Mikroskopisch ist ferner der Ausschluss von Trichomonaden möglich.
- **Infektionen des inneren Genitale:** mikroskopische Untersuchung von Zervixabstrichen. Wichtig ist die Gewinnung von zellhaltigem Material durch tiefen, rotierenden Zervixabstrich. Kultur auf Gonokokken, Anaerobier; bei Chlamydien Antigennachweis oder PCR. Bei Salpingitis: durch Punktion oder laparoskopisch gewonnenen Eiter und Sekrete in sterilen Röhrchen zur Mikroskopie und Kultur.
- Nach Abrasio (Endometritis, septischer Abort): Mikroskopie und Kultur des Abradats. Bei Wochenbettinfektionen evtl. Keimnachweis aus den Lochien.
- Bei hohem Fieber Blutkulturen (s. Kap. „Einführung").

1.3.9 Antibiotikatherapie

! Bei gynäkologischen und geburtshilflichen Infektionen müssen die bekannten Vorsichtsmaßnahmen während Schwangerschaft und Stillzeit beachtet werden.

- Infektionen des **Uterus und der Adnexe** liegt primär häufig eine Chlamydien-Infektion zugrunde, sekundär kommt es zur Besiedlung mit weiteren Keimen, meist Anaerobiern oder Enterokokken. Gonokokken müssen ebenfalls berücksichtigt werden. Wegen des breiten Spektrums der infrage kommenden Erreger ist häufig eine Kombinationstherapie erforderlich. Die Chlamydien-Infektion erfordert zudem eine langfristige Therapie mit Doxycyclin (ca. 2–3 Wochen).
- Beim **septischen Abort** spielen Chlamydien meist keine Rolle. Am häufigsten besteht eine aerob-anaerobe Mischinfektion. In leichteren Fällen können Penicillin G, Ampicillin, Amoxicillin + BLI oder Cefoxitin mit Erfolg verwendet werden. Bei schwerem Verlauf und bei beginnender Peritonitis muss eine breit wirksame Therapie eingesetzt werden, z. B. mit Carbapenemen oder Ceftriaxon plus Metronidazol.
- Die **postpartalen Infektionen** werden sehr früh hochdosiert und breit antibiotisch behandelt, da stets die Gefahr einer Puerperalsepsis besteht. Stillende Mütter dürfen **kein Doxycyclin** erhalten, relative Kontraindikationen bestehen gegen Metronidazol.

Wahrscheinliche Erreger	Kalkulierte Soforttherapie

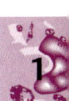

Bakterielle Vaginose

Gardnerella vaginalis	• Metronidazol (Eintagestherapie oder über 5 Tage)
Anaerobier	• Clindamycin

Parametritis

Strepto-, Staphylokokken, Anaerobier	• Amoxycillin + BLI
	• Cefoxitin (es kann auch Cefuroxim + Metronidazol eingesetzt werden)
	• Clindamycin
Mykoplasmen	• Doxycyclin oder Erythromycin

Zervizitis/Endometritis/Adnexitis

meist Chlamydien	• Doxycyclin (bei Chlamydiennachweis Doxycyclin (bei Schwangeren Erythromycin) über 10 Tage (Zervizitis) bzw. 20 Tage (Salpingitis)
auch Anaerobier, Streptokokken, Bacteroides spp., seltener Clostridien	+ Cefoxitin (es kann auch Cefuroxim + Metronidazol eingesetzt werden) + Acylaminoglykosid + BLI oder + Ertapenem
	• Ciprofloxacin oder Levofloxacin + Metronidazol
Gonokokken	• Ciprofloxacin oder Levofloxacin (wegen regional teilweise hoher Penicillinresistenz)

Septischer Abort und postpartale Infektionen

Bacteroides spp., Streptokokken, Enterobakterien, Staphylokokken, seltener Clostridien	• Ceftriaxon + Metronidazol
	• Cefotaxim + Metronidazol
	• Ertapenem
	• Imipenem, Meropenem
bei Verdacht auf Chlamydien, Mykoplasmen	+ Erythromycin oder Levofloxacin

BLI = β-Laktamase-Inhibitor

1.4 Harnwegsinfektionen

Von einer Harnwegsinfektion spricht man, wenn Bakterien **oberhalb** des Blasensphinkters nachgewiesen werden und entsprechende klinische Symptome vorliegen (meist Monoinfektionen). Die Urethritis gehört nicht zu den so definierten Harnwegsinfektionen, wird aber aus organisatorischen Gründen in diesem Zusammenhang mit besprochen.

- Untere Harnwegsinfektion: Zystitis,
- obere Harnwegsinfektion: Pyelonephritis,
- komplizierte (sekundäre) Harnwegsinfektion: bei anatomischer oder funktioneller Anomalie des Harntrakts mit Störung des Urintransports, im weiteren Sinne auch bei anderen begünstigenden Faktoren wie z. B. Diabetes,
- asymptomatische Bakteriurie: Nachweis einer signifikanten Keimzahl im Urin (s. Abschn. Mikrobiologische Diagnostik) ohne klinische Zeichen einer Zystitis oder Pyelonephritis (besonders häufig bei Schwangeren [5 – 8 %]).

1.4.1 Urethritis

Definition und Ätiologie

Entzündung der Harnröhre, meist bakteriell bedingt (z. B. Gonokokken, Chlamydien, Mykoplasmen), seltener durch Trichomonaden, Herpesviren oder Pilze. Häufigste sexuell übertragbare Erkrankung.

Symptome

- Ausfluss aus der Harnröhre, gerötetes Ostium urethrae,
- ständiges Brennen und Juckreiz in der Harnröhre,
- evtl. Schmerzen beim Wasserlassen.

Diagnostik

- Mikroskopie des Harnröhrensekrets (Gramfärbung), Abstrich und Kultur, evtl. PCR (bei Verdacht auf Chlamydien, Mykoplasmen),
- Zwei-Gläser-Probe: die erste Urinportion stammt aus der Urethra,
- **Urethrographie** oder Urethrozystoskopie zum Ausschluss einer Harnröhrenstriktur oder eines Divertikels.

Komplikationen

Bei Frauen Übergreifen auf das innere Genitale: Endometritis, Adnexitis, Pelveoperitonitis.

Therapeutisches Vorgehen

Antibiotisch (s. Abschn. 1.4.5). Wichtig: Partnerbehandlung!

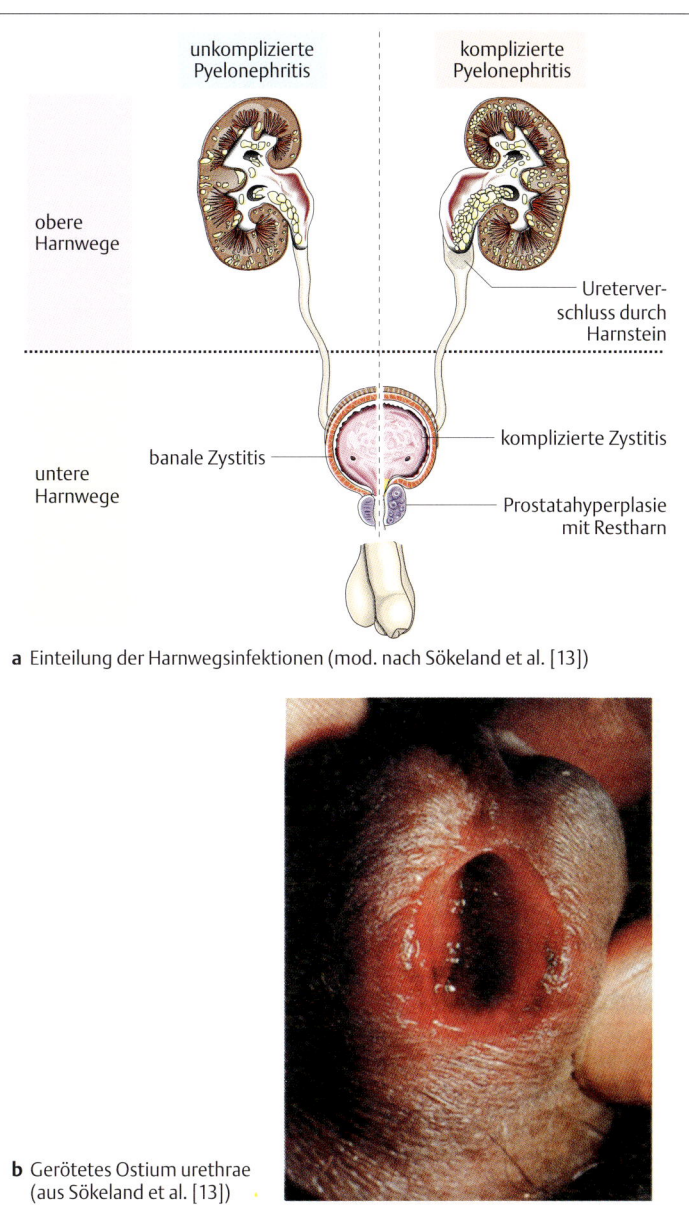

unkomplizierte
Pyelonephritis

komplizierte
Pyelonephritis

obere
Harnwege

Ureterver-
schluss durch
Harnstein

banale Zystitis

komplizierte Zystitis

untere
Harnwege

Prostatahyperplasie
mit Restharn

a Einteilung der Harnwegsinfektionen (mod. nach Sökeland et al. [13])

b Gerötetes Ostium urethrae
(aus Sökeland et al. [13])

1.4.2 Zystitis

Definition und Ätiologie

Meist bakterielle Entzündung der Harnblasenschleimhaut nach Aszension von Erregern (**a**) über die Harnröhre (seltener hämatogen). Gehäuft bei Frauen; **Risikofaktoren:** Nässe- oder Kältetrauma, unzureichende Flüssigkeitszufuhr, Geschlechtsverkehr, Schwangerschaft; ferner Dauerkathetereinlage, Diabetes, anatomische Ursachen (z. B. Strikturen). Bei Männern liegt oft eine Urintransportstörung vor (z. B. Harnwegsobstruktion bei Prostatahypertrophie) (**b**).

Symptome

- Häufiger Harndrang (**Pollakisurie**), Brennen beim Wasserlassen (**Dysurie**), Schmerzen in der Endphase der Blasenentleerung (**terminale Algurie**),
- evtl. **Hämaturie**, z. B. bei hochgradig entzündeter Schleimhaut,
- in der Regel **kein Fieber!** Fieber weist auf eine Beteiligung der oberen Harnwege hin.

Diagnostik

- **Urin** (Stick-Test oder mikroskopisches Präparat): Leukozyturie, Bakteriurie (Einzelheiten s. Abschn. 1.4.4),
- Sonographisch ist bei einer Urintransportstörung **Restharn** nachweisbar.
- Bei Frauen mit rezidivierender Zystitis und bei Männern mit erstmaliger Zystitis muss eine Harnwegsobstruktion ausgeschlossen werden (**Ausscheidungs-Urogramm**)! Bei Rezidiv-Zystitiden spielt zudem die mikrobiologische Untersuchung eine besondere Rolle.

Komplikationen

Pyelonephritis, Urosepsis

Therapeutisches Vorgehen

- Flüssigkeitszufuhr, Wärmebehandlung (Umschläge, Sitzbäder),
- Antibiotikatherapie, s. Abschn. 1.4.5.
- Bei komplizierter Zystitis Beseitigung der zugrundeliegenden anatomischen oder (wenn möglich) funktionellen Anomalie des Harntrakts.

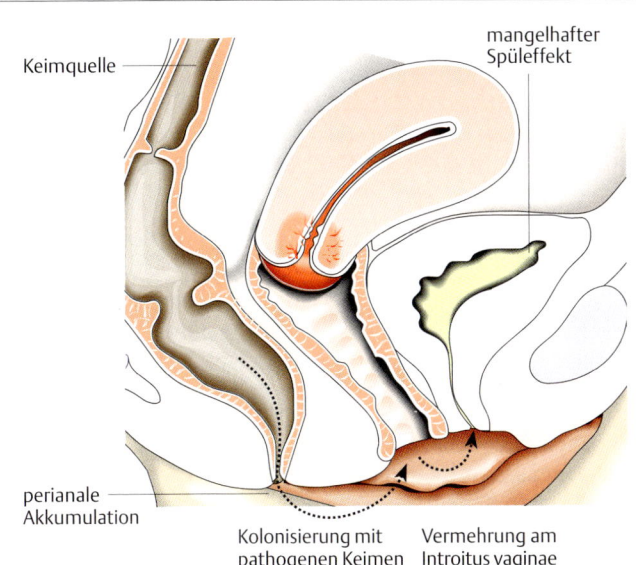

Keimquelle

mangelhafter
Spüleffekt

perianale
Akkumulation

Kolonisierung mit
pathogenen Keimen

Vermehrung am
Introitus vaginae

a Ätiologie der Keimaszension bei Frauen (nach Petri [9])

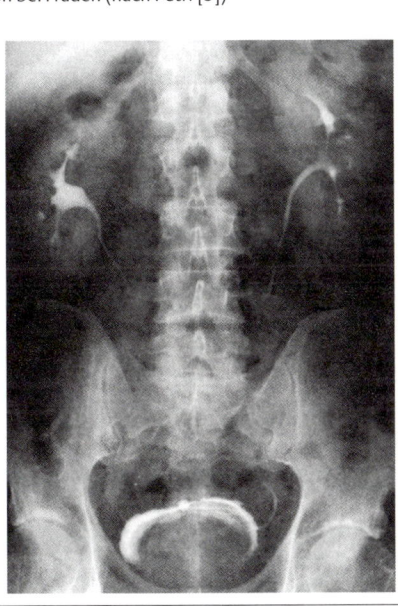

b Harnwegssyndrom bei
Prostatavergrößerung
(aus Sökeland et al. [13])

1.4.3 Pyelonephritis

Definition und Ätiologie

Bakterielle Entzündung des Nierenbeckens und der Niere (interstitielle Nephritis), hämatogen (Septikopyämie) oder infolge von Keimaszension aus der Harnblase. **Risikofaktoren:** Zystitis, Anomalien des Harntrakts, Nephrolithiasis.

Symptome

- Fieber, Schüttelfrost, meist einseitige Lenden-/Flankenschmerzen („Rückenschmerzen"), evtl. Pollakisurie, Dysurie, Hämaturie,
- Übelkeit, Erbrechen, allgemeines Krankheitsgefühl,
- Klopf- und Druckschmerzen über dem Nierenlager.

Diagnostik

- Urin-Mikroskopie oder Stick-Test: Bakteriurie, Leukozyturie.
- Pathognomonisch für die Nierenbeteiligung sind **Leukozytenzylinder** (mikroskopisches Präparat) (**a**).
- Blutbild: Leukozytose, CRP-Erhöhung.
- Sonographisch evtl. **Abflusshindernis** nachweisbar.
- Nach Abklingen der akuten Symptome unter antibiotischer Therapie muss immer eine **Ursachendiagnostik** (Zystoskopie, Ausscheidungs-Urogramm) erfolgen, an die sich ggfs. eine kausale Therapie anschließt.

Komplikationen

- **Urosepsis** (vor allem bei komplizierter Pyelonephritis mit Harnstauung).
- **Chronifizierung** (v. a. bei nicht ausreichend langer oder nicht resistenzgerechter Behandlung), Nierenfunktionsstörung, pyelonephritische Schrumpfniere.

Therapeutisches Vorgehen

- Antibiotikatherapie, s. Abschn. 1.4.5.
- Bei komplizierter Pyelonephritis Beseitigung der zugrundeliegenden Urintransportstörung.

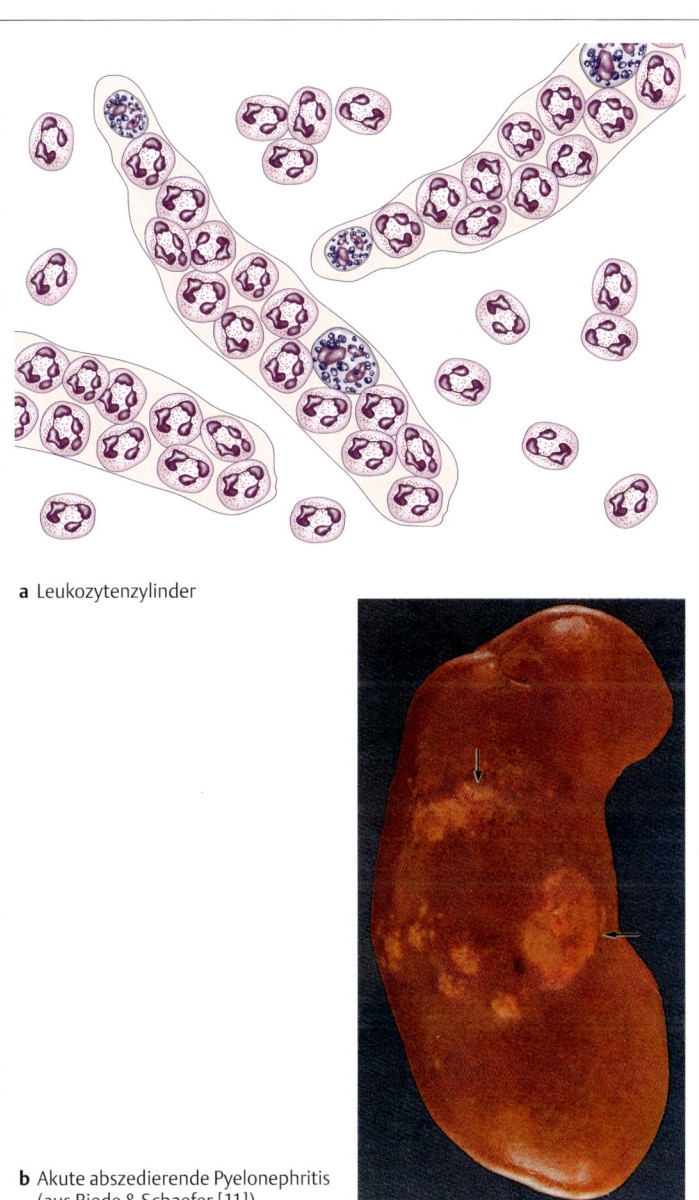

a Leukozytenzylinder

b Akute abszedierende Pyelonephritis
(aus Riede & Schaefer [11])

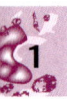

1.4.4 Mikrobiologische Diagnostik

Urindiagnostik: Gewinnung von Mittelstrahlurin nach sorgfältiger Reinigung (in Problemfällen Einmalkatheterisierung oder Blasenpunktion). Wichtig sind die sorgfältige Probengewinnung, um eine Kontamination zu vermeiden, und eine möglichst kurze Zeitspanne zwischen Entnahme und Verarbeitung im Labor (< 2 h oder Kühlung auf 4–8 °C). Ein **mikroskopischer Keimnachweis** im frischen, nicht-zentrifugierten Mittelstrahlurin ist pathologisch. Ferner wird in der Zählkammer nach Erythrozyten und Granulozyten (pathologisch: > 20/µl) gesucht. Eine Bakteriurie ohne Leukozyturie spricht für eine Kontamination des Urins oder eine asymptomatische Bakteriurie.

Die **Keimzahlbestimmung** erfolgt durch das Ausspateln von 1/1000 ml Urin auf entsprechenden Agarplatten und Kultur. Die Keimzahl pro ml Urin entspricht der Anzahl der Kolonien × 1000 (alternativ Objektträgerkulturverfahren; Uricult®). Als signifikant, d. h. diagnostisch für eine Harnwegsinfektion, gelten bei Immungesunden Keimzahlen im Mittelstrahlurin ab 10^5/ml, als fraglich solche zwischen 10^4 und 10^5/ml. Bei Verwendung von Blasenpunktionsharn ist jede Keimzahl pathologisch (sachgerechte Verarbeitung vorausgesetzt; s. o.). Bei komplizierten und rezidivierenden Harnwegsinfektionen ist die Durchführung einer Kultur und eines **Antibiogramms** obligat! Bei Auftreten von Fieber werden **Blutkulturen** angelegt (Einzelheiten zur Technik s. Kap. „Einführung").

1.4.5 Antibiotikatherapie

Die häufig vorkommende **akute, unkomplizierte Zystitis der jüngeren Frau** lässt sich mit einer Therapie mit Co-trimoxazol forte (2 × 1 Tablette) oder z. B. Ciprofloxacin oder Levofloxacin (250 mg) über 1–3 Tage in der Regel gut beherrschen. Die Beschwerden gehen daraufhin meist rasch zurück (Urinkontrolle nach 2 und 5 Tagen). Bei jeglicher **Zystitis des Mannes** und bei **Frauen mit komplizierter Zystitis** behandelt man über mindestens 20 Tage, bei Rezidiven auch länger (Simon & Stille 2000). Für die kalkulierte Soforttherapie kommen am ehesten Chinolone (z. B. Ciprofloxacin, Levofloxacin) infrage.

Bei **Pyelonephritis** wird die Therapie in aller Regel parenteral eingeleitet; anschließend wird über mehrere Wochen oral weiterbehandelt (meist Chinolone). Urinkontrollen sind unabdingbar, um eine Chronifizierung bei nicht resistenzgerechter Therapie zu vermeiden! Die komplizierte Pyelonephritis muss frühzeitig und breit antibiotisch behandelt werden (Urosepsisgefahr). Cave: Zunahme der Chinolonresistenz bei E. coli!

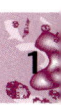

Wahrscheinliche Erreger	**Kalkulierte Soforttherapie**

Urethritis

Gonokokken,
Chlamydien,
Mykoplasmen,
Ureaplasmen

- Doxycyclin (2 Wochen bei Nachweis von Chlamydien oder Mykoplasmen)
- Ciprofloxacin oder Levofloxacin
- Gonorrhö: Einmaltherapie mit Ceftriaxon, anschließend Doxycyclin oder Ciprofloxacin (wegen häufiger Doppelinfektion mit Chlamydien)

Unkomplizierte Zystitis der Frau

E. coli,
selten Proteus spp.
oder Klebsiella spp.

- Co-trimoxazol (1–3 Tage)
- evtl. Ciprofloxacin oder Levofloxacin (1–3 Tage)
- Bei Schwangeren Amoxycillin oder orales Cephalosporin

Zystitis des Mannes, unkomplizierte Pyelonephritis

E. coli,
Proteus, Klebsiellen,
andere Enterobakterien

- Co-trimoxazol
- Ciprofloxacin oder Levofloxacin
- Cefuroxim oder Cefotiam
- Ertapenem (in Europa außerhalb des Indikationsspektrums, in den USA für die Indikation komplizierte Harnwegsinfektion zugelassen)

Komplizierte Zystitis des Mannes, komplizierte Pyelonephritis (Resistenztests notwendig!)

E. coli,
Proteus, Klebsiellen,
andere Enterobakterien

- (Aminoglykosid +) Aminopenicillin + BLI
- Cefotaxim/Ceftriaxon
- Acylaminopenicillin + BLI
- Chinolonderivate (z. B. Ciprofloxacin oder Levofloxacin)
- Ertapenem (in Europa außerhalb des Indikationsspektrums, in den USA für die Indikation komplizierte Harnwegsinfektion zugelassen)

Urosepsis (Resistenztests notwendig!)

Enterobacteriaceae
evtl. resistente Keime

- Aminoglykosid + Acylaminopenicillin + BLI
- Imipenem, Meropenem
- Chinolonderivate (z. B. Ciprofloxacin oder Levofloxacin)

BLI = β-Laktamase-Inhibitor

1.5 Polymikrobielle Haut- und Weichteilinfektionen

Bakterielle Infektionen der Haut bzw. der Weichteile (subkutanes Fettgewebe, Muskulatur) entstehen in Abhängigkeit von der Virulenz der Erreger, aber auch von der Abwehrlage des Patienten (**a**). Grundsätzlich unterscheidet man die klinischen Erscheinungsformen **Abszess, Phlegmone, Ulkus** und **Gangrän**:

1.5.1 Abszesse

Definition und Ätiologie

- **Abszess:** Eiteransammlung in durch Gewebseinschmelzung entstandenen Abszesshöhlen (durch Staphylokokken, häufig aber auch Mischinfektion mit Anaerobiern).
- **Subkutane Abszesse** können sich in allen Körperregionen bilden, meist infolge kleiner Verletzungen der Haut oder Schleimhaut (z. B. perianal).
- Bei den follikulären Pyodermien dringen die Erreger entlang der Haarfollikel in die Haut ein. Dadurch entstehen **Furunkel** oder, bei eitriger Einschmelzung mehrerer benachbarter Haarfollikel, **Karbunkel** (**b**).
- Ein **Schweißdrüsenabszess** (Hydroadenitis suppurativa) entwickelt sich infolge Verstopfung und Infektion des Schweißdrüsen-Ausführungsgangs.

Symptome

- Umgrenzte, schmerzhafte Rötung, Schwellung und Überwärmung,
- bei „reifen" Abszessen Fluktuation (tastbare Flüssigkeitsbewegung).

Diagnostik

Die Diagnose wird klinisch ggf. sonographisch (z. B. bei Abszessen) gestellt; mikrobiologische Diagnostik s. Abschn. 1.5.6.

Komplikationen

Systemische Entzündung mit Fieber, Lymphangitis, Sepsis. Bei Lokalisation **im Gesicht** besteht die Gefahr einer **Sinus-cavernosus-Thrombose** (ggf. mit Meningitis).

Therapeutisches Vorgehen

- Inzision und Drainage. Bei rezidivierenden Schweißdrüsenabszessen Exzision im Intervall und plastische Deckung.
- Antibiotikagabe (s. Abschn. 1.5.7) nur bei Risikogruppen, ausgedehntem Befund, systemischer Ausbreitung oder Lokalisation im Gesicht (Lippen, Nase, Lider).

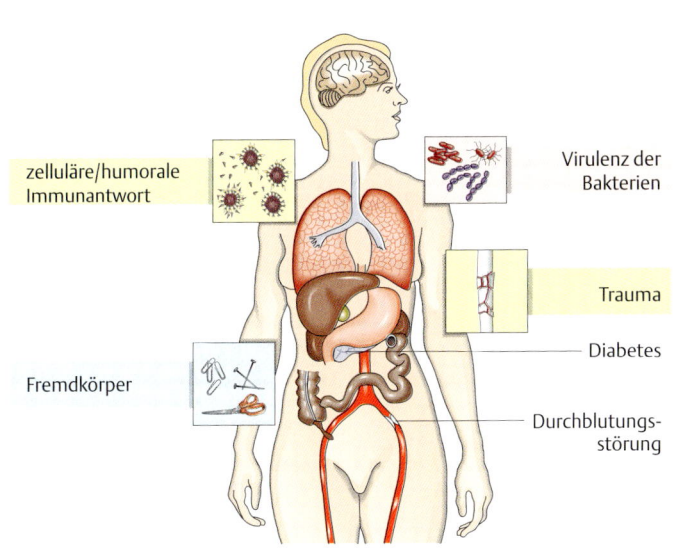

a Ätiologische Einflussfaktoren von Haut- und Weichteilinfektionen

zelluläre/humorale
Immunantwort

Virulenz der
Bakterien

Trauma

Diabetes

Fremdkörper

Durchblutungs-
störung

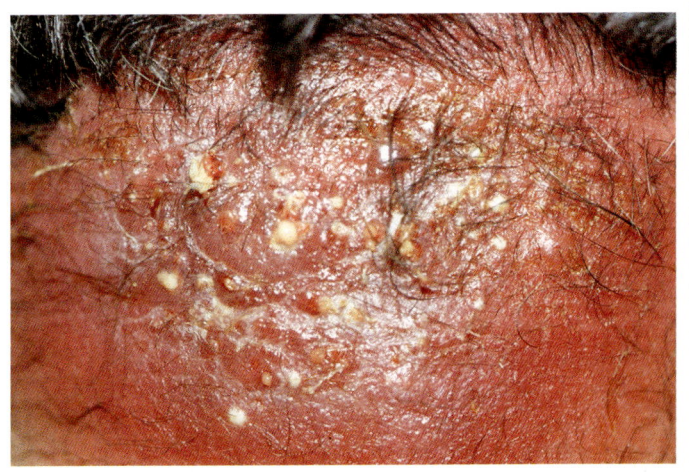

b Karbunkel (aus Lippert [6])

1.5.2 Wundinfektionen nach Trauma

Definition und Ätiologie

- Traumatische Wunden entstehen nach mechanischer Verletzung (z. B. Schürf-, Riss-, Schnitt-, Stich-, Schuss- oder Bisswunden), Verbrennung, Erfrierung oder Verätzung.
- Die Infektionsgefahr ist je nach Wundtyp unterschiedlich hoch. Besonders gefährdet sind **Bisswunden** (Flora der Mundhöhle wird tief ins Gewebe eingepresst), aber auch Wunden nach Verbrennung/Verätzung (beeinträchtigte lokale und evtl. auch systemische Infektabwehr). Weitere **Risikofaktoren:** Diabetes mellitus, Fremdkörper, große Wundfläche.
- Unterschieden werden **oberflächliche** Wundinfektionen (Beschränkung auf Kutis und Subkutis) von **tiefen** Wundinfektionen und Organinfektionen (**a**).
- **Phlegmone** (auch Cellulitis): diffuse Entzündung von Kutis und Subkutis, die sich flächenhaft im interstitiellen Bindegewebe ausbreitet.

Symptome

- Rötung, Überwärmung, Schwellung der Wundränder,
- spontane Schmerzen oder Druckdolenz,
- eitrige Wundbeläge, Eitersekretion; unter geschlossenen Wunden kann sich ein subkutaner Abszess bilden (s. Abschn. 1.5.1),
- im fortgeschrittenen Stadium Lymphangitis: streifenförmige Rötung entlang der Lymphbahnen zu den regionalen Lymphknoten, Fieber, Schüttelfrost.

Diagnostik

Die Diagnose wird klinisch gestellt; mikrobiologische Diagnostik s. Abschn. 1.5.6.

Komplikationen

- Lokale Ausbreitung der Infektion in die Breite (Phlegmone) oder Tiefe (Gangrän, Osteomyelitis, Organinfektion),
- Generalisierung mit Sepsis, Multiorganversagen, septischem Schock.

Therapeutisches Vorgehen

- Ruhigstellung, Débridement (**b**), Entfernung von Fremdkörpern,
- feuchte Wundbehandlung, Verwendung von Wundauflagen mit hohem Resorptionsvermögen,
- häufige Verbandwechsel, Applikation von Antiseptika,
- systemische Antibiotikagabe, s. Abschn. 1.5.7.

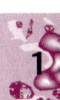

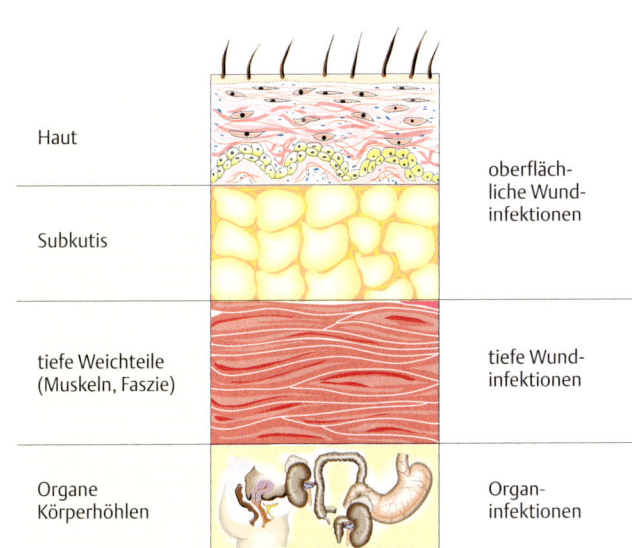

Haut

Subkutis

tiefe Weichteile
(Muskeln, Faszie)

Organe
Körperhöhlen

oberfläch-
liche Wund-
infektionen

tiefe Wund-
infektionen

Organ-
infektionen

a Oberflächliche und tiefe Wundinfektion (mod. nach Lippert [5])

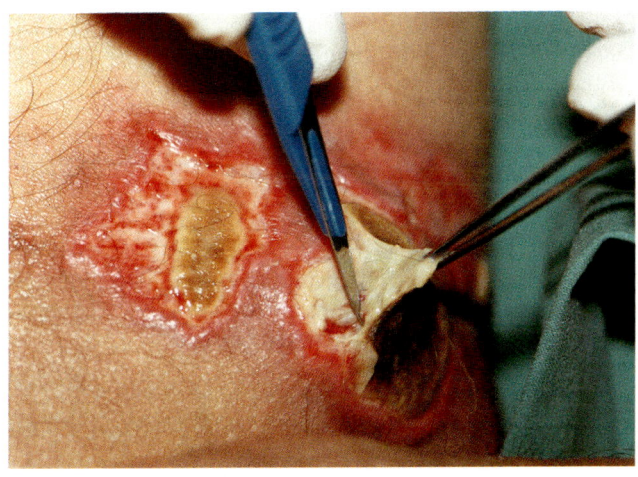

b Chirurgisches Débridement (aus Lippert [6])

1.5.3 Infektionen der Hand

Definition und Ätiologie

- **Paronychie:** eitrig-abszedierende Entzündung des Nagelwalls, meist nach Bagatellverletzung oder chronischer Reizung (**a, b**).
- **Panaritium:** Infektion der Finger (evtl. Zehen), ebenfalls meist nach Bagatellverletzung. Nach der Ausdehnung werden kutane, subkutane, ossäre, artikuläre und tendinöse Panaritien unterschieden.
- **Hohlhandphlegmone:** Infektion des Hohlhand-Bindegewebes nach tiefer Schnitt- oder Bissverletzung oder infolge Ausbreitung eines Panaritiums.

Symptome

- Starke, pulsierende Schmerzen, Rötung und Schwellung entweder nur im Nagelbereich, am Fingerendglied oder des gesamten Fingers,
- Einschränkung der Beweglichkeit,
- Hohlhandphlegmone: Rötung und Schwellung der ganzen Hand. Bei der so genannten **V-Phlegmone** sind der erste und fünfte Finger einbezogen,
- bei ausgedehnten Infektionen Fieber und allgemeines Krankheitsgefühl.

Diagnostik

Die Diagnose wird klinisch gestellt; mikrobiologische Diagnostik s. Abschn. 1.5.6.

Röntgen: Bei ossärem Panaritium können Osteolysen nachweisbar sein (frühestens nach 1 – 2 Wochen).

Komplikationen

Lymphangitis, Osteomyelitis, Sepsis; Funktionseinschränkung durch Narben und Verklebung von Sehnenfächern.

Therapeutisches Vorgehen

- Rasche Operation (innerhalb von 24 Stunden nach Diagnosestellung) in Allgemeinnarkose oder Regionalanästhesie; keine Lokalanästhesie, da sonst die Gefahr der Keimverbreitung besteht,
- Operation in Blutsperre (nicht Blutleere),
- Paronychie und subunguales Panaritium: Nagelteilexzision,
- bei ausgedehnteren Befunden Exzision des infizierten Gewebes, Drainage; ggf. lokale Antibiotikaeinlage,
- falls erforderlich (fortgeschrittene Infektion, Risikogruppen) systemische Antibiotikagabe s. Abschn. 1.5.7.

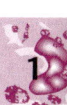

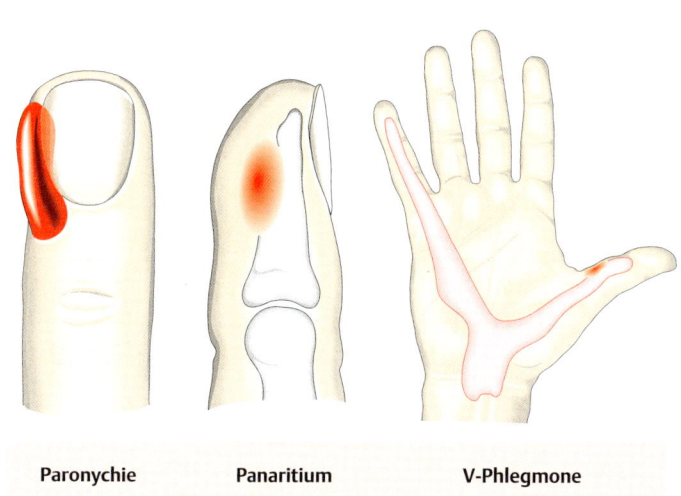

Paronychie | **Panaritium** | **V-Phlegmone**

a Paronychie, Panaritium, Hohlhand-Phlegmone (V-Phlegmone)

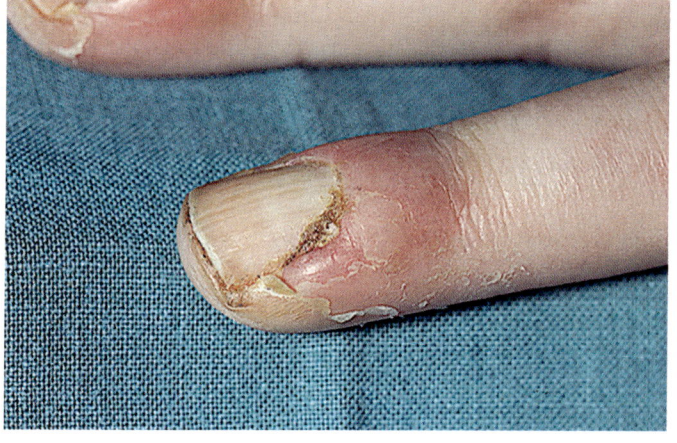

b Paronychie (aus Jung & Moll [4])

1.5.4 Infizierter diabetischer Fuß

Definition und Ätiologie

Diabetischer Fuß: durch Mikroangiopathie und/oder Neuropathie (**a**) bedingte Gewebsdestruktion bei Diabetes mellitus (diabetisches Ulkus). Risikofaktoren sind unzureichende Stoffwechseleinstellung/Hypertonie, Bagatellverletzungen, Mykosen, Fehler bei der Fußpflege, falsches Schuhwerk. Bakterielle Infektionen breiten sich, auch aufgrund der diabetischen Immunschwäche, rasch in die Tiefe aus.

Symptome

- **Neuropathisches Ulkus:** warmer, rosiger Fuß, Fußpulse tastbar. Hyperkeratosen und Hautdefekt an druckbelasteter Stelle (meist Fußsohle), kaum schmerzhaft, da die Reizleitung durch die Neuropathie eingeschränkt ist.
- **Ischämisches Ulkus:** Fuß kalt, livide, Fußpulse fehlen. Hautdefekt an Zehen, Fußrücken oder Ferse, der mit starken Schmerzen einhergeht,
- zunächst kleiner, fast kreisrunder, scharf demarkierter Hautdefekt mit größerer Wundhöhle, **lokalisierte Infektion:** Rötung, Überwärmung und Schwellung um das Ulkus, **fortgeschrittene Infektion:** Rötung, Schwellung und Überwärmung des gesamten Fußes, evtl. Eitersekretion (**b**), **Gangrän:** blauschwarze, abgestorbene Teile des Fußes (oder ganzer Fuß).

Diagnostik

Doppler-Sonographie, Angiographie (in Sonderfällen, z.B. AVK); Knochenszintigraphie, Röntgenaufnahme, evtl. Computer- und/oder Kernspintomographie zur Beurteilung der Infektionsausdehnung.

Komplikationen

Osteomyelitis, fortgeschrittene Gangrän, systemische Ausbreitung der Infektion, Sepsis.

Therapeutisches Vorgehen

- Entlastung, Ruhigstellung des Fußes, Wundversorgung (Débridement),
- systemische Antibiotikagabe (s. Abschn. 1.5.7) und lokale Antiseptika,
- falls möglich chirurgische Gefäßrekonstruktion oder invasive angiologische Verfahren (PTA), Amputationen: so gering wie möglich (z.B. Strahlresektion),
- Aufklärung, Rezidivprophylaxe; Optimierung der Diabetestherapie.

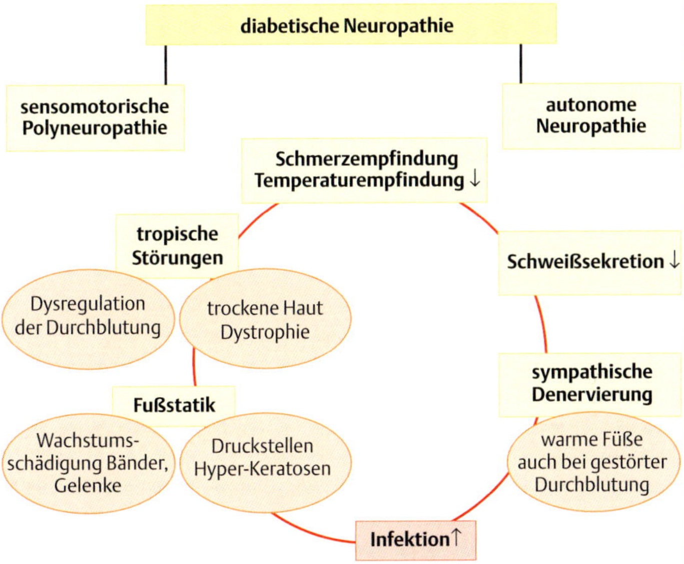

diabetische Neuropathie

sensomotorische Polyneuropathie

autonome Neuropathie

Schmerzempfindung Temperaturempfindung ↓

tropische Störungen

Schweißsekretion ↓

Dysregulation der Durchblutung

trockene Haut Dystrophie

sympathische Denervierung

Fußstatik

Wachstums-schädigung Bänder, Gelenke

Druckstellen Hyper-Keratosen

warme Füße auch bei gestörter Durchblutung

Infektion ↑

a Ätiologie des diabetischen Fuß-Syndroms (nach Lippert [6])

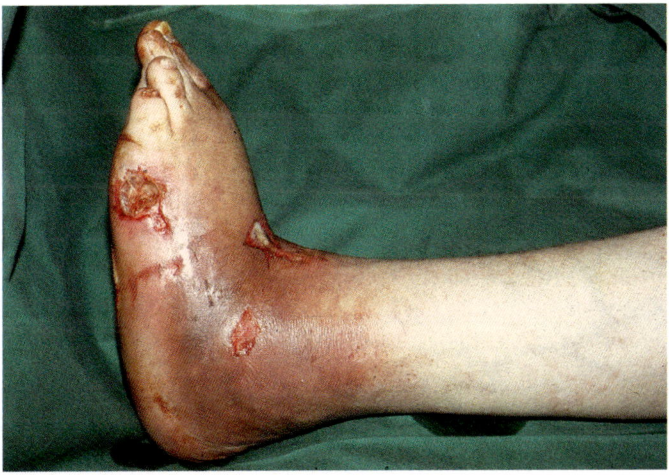

b Infizierter diabetischer Fuß (aus Lippert [6])

1.5.5 Synergistische Gangrän/nekrotisierende Fasziitis

Definition und Ätiologie

Nekrotisierende, tiefe, phlegmonöse Infektion des subkutanen Fettgewebes, die sich entlang der Faszienlogen ausbreitet. Ausgangspunkt ist meist eine (Bagatell-) Wunde. Bei der **synergistischen Gangrän** bleibt die Nekrose auf Haut und Subkutis beschränkt, bei der **nekrotisierenden Fasziitis** sind Faszien und Muskulatur einbezogen. Bei Befall von Perineum, Skrotalhaut, Penis und Bauchwand spricht man von einer **Fournier-Gangrän.** Ursache ist eine Mischinfektion mit Aerobiern und Anaerobiern (daher der Begriff „synergistisch"), selten kommt es zur reinen „Streptokokkengangrän". **Risikofaktoren:** Durchblutungsstörung, vorbestehende aerobe Infektion, Störungen der Immunabwehr (z. B. Diabetes).

Symptome

- Heftige Schmerzen, Rötung, Schwellung (Differenzialdiagnose Phlegmone),
- anschließend Dunkelfärbung der Haut, Blasenbildung, übelriechende Hautulzerationen, Gewebszerfall entlang dem Faszienverlauf,
- **synergistische Gangrän:** sehr starke, vorwiegend lokale Schmerzen, Ausbreitung der Infektion über Stunden bis Monate,
- **nekrotisierende Fasziitis:** wechselnde Schmerzintensität, rasche Ausbreitung der Infektion, schwere Allgemeinsymptome (SIRS, s. Abschn. 1.2.7).

Diagnostik

- Die Diagnose wird primär klinisch gestellt; mikrobiologische Diagnostik (z. B. Grampräparat zur Sofortdiagnose): s. Abschn. 1.5.6.
- **Histologie:** eitrige Entzündung/Nekrose von Subkutis und Faszien, Angiitis, mikrovaskuläre Thrombosen,
- **Labor:** Leukozytose, CRP-Erhöhung, Anstieg der Kreatinkinase,
- evtl. **Computer- oder Kernspintomographie,** um die Ausdehnung zu erfassen (**b**).

Komplikationen

Nierenversagen, Gerinnungsstörungen, septischer Schock.

Therapeutisches Vorgehen

- **Umgehende Operation** mit radikaler Entfernung der Nekrosen weit im Gesunden. Je später die Therapie einsetzt, umso höher ist die Letalität.
- Sofortige, **breite systemische Antibiotikagabe** (s. Abschn. 1.5.7).

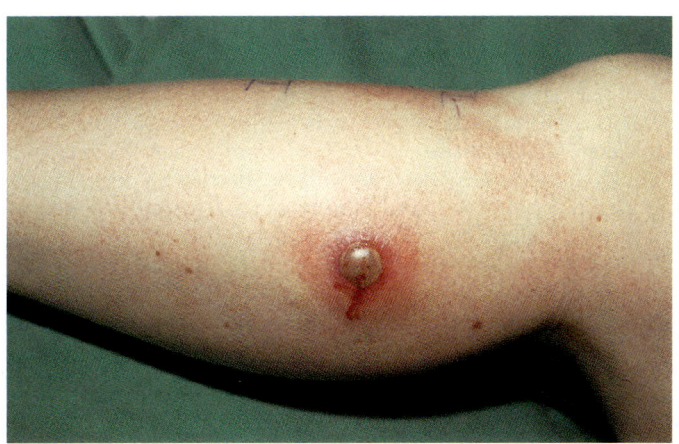

a Ausgangsbefund bei nekrotisierender Fasziitis (aus Lippert [6])

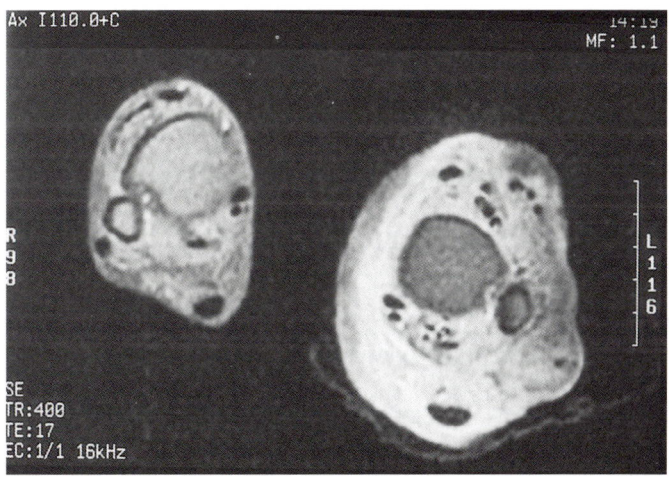

b Kernspintomogramm bei nekrotisierender Fasziitis (aus [14])

1.5.6 Mikrobiologische Diagnostik

- **Mikroskopie und Kultur.** Bei allen Hauterkrankungen, die mit Eiterbildung einhergehen, steht diagnostisch der Abstrich (z. B. von Wunden oder nach Abszessspaltung) an erster Stelle. Bei phlegmonösen Weichteilerkrankungen kann der direkte Erregernachweis Probleme bereiten. Bei gangränösen Weichteilinfektionen zeigen sich teils erhebliche Unterschiede zwischen der oberflächlichen bakteriellen Flora und dem Keimspektrum in der Tiefe der Ulzerationen. Daher muss immer auch durch Aspiration oder Biopsie Material aus tiefen Regionen gewonnen und für Kulturen aufbereitet werden (Port-a-cul). Bei der nekrotisierenden Fasziitis findet man im direkten Grampräparat grampositive Kettenkokken (Streptokokken); Zeitaufwand von der Probenentnahme bis zur Diagnose ca. 30 min!
- **Blutkulturen** sind Erfolg versprechend bei Infektionen mit Fieber und Schüttelfrost (Abnahme im Fieberanstieg; Einzelheiten zur Technik s. Kap. Einführung).

1.5.7 Antibiotikatherapie

- Bei **lokal begrenzten** abszedierenden Haut- und Weichteilinfektionen ist im Allgemeinen keine systemische Antibiotikagabe erforderlich; **Ausnahmen:** Lokalisation im Gesicht (Abflussgebiet des Sinus cavernosus) sowie Risikogruppen, bei denen eine Immunschwäche zu erwarten ist (z. B. Diabetiker, Alkoholiker, Krebspatienten).
- Bei **Abszessen oder Phlegmone** richten sich die wahrscheinlichen Erreger und damit die kalkulierte Soforttherapie auch nach der Lokalisation. Werden vorwiegend Staphylokokken oder β-hämolysierende Streptokokken erwartet, gibt man am ehesten Aminopenicilline (Amoxycillin + Clavulansäure) oder Cephalosporine. Werden auch Anaerobier vermutet, so sind die Cephalosporine mit Metronidazol zu kombinieren, oder es kann eine intravenöse Monotherapie mit Ertapenem erwogen werden.
- Beim **infizierten diabetischen Fuß** liegt regelhaft eine Mischinfektion vor, häufig mit Staphylococcus aureus und anaeroben Keimen. Die Antibiotika sollten knochen- und weichteilgängig sein.
- Die lebensbedrohlichen **nekrotisierenden Weichteilinfektionen** erfordern eine sofortige hochdosierte und breite antibiotische Abdeckung. Hierzu sind Mehrfachkombinationen zwingend notwendig.

Wahrscheinliche Erreger	Kalkulierte Soforttherapie
Abszesse	
Staphylokokken selten Streptokokken, gramnegative Keime, Anaerobier	• Aminopenicillin + BLI • Cefuroxim • Clindamycin • Levofloxacin • Ertapenem (in Europa außerhalb des Indikationsspektrums, in den USA für die Indikation Haut- und Weichteil-infektion zugelassen)
Infektionen der Hand	
Staphylokokken, Streptokokken	• Amoxycillin + Clavulansäure • Cefuroxim • Levofloxacin
Posttraumatische Wundinfektionen	• Amoxycillin/Clavulansäure • Cefuroxim
häufig Streptococcus pyogenes (Gruppe A), Staphylococcus aureus, Bissverletzungen: aerob-anaerobe Mundflora	• Ceftriaxon + Metronidazol (oder statt Metronidazol Clindamycin) • Cefotaxim + Metronidazol (oder statt Metronidazol Clindamycin) • Ertapenem (in Europa außerhalb des Indikationsspektrums, in den USA für die Indikation Haut- und Weichteil-infektion zugelassen)
Infizierter diabetischer Fuß	• Ciprofloxacin oder Levofloxacin + Clindamycin
Mischinfektion mit Staphylokokken, Streptokokken und Anaerobier sowie gramnegative Keime	• Cefotaxim + Clindamycin • Ceftriaxon + Clindamycin • Ertapenem (in Europa außerhalb des Indikationsspektrums, in den USA für die Indikation Haut- und Weichteil-infektion zugelassen)
Synergistische Gangrän/nekrotisierende Fasziitis	
β-hämolysierende Streptokokken (Gruppe A), Peptostreptokokken, gramnegative Anaerobier, Enterobacteriaceae, Staphylokokken	• Penicillin G + Clindamycin • Carbapenem + Clindamycin • Cefotaxim + Metronidazol • Acylaminopenicillin + BLI • Levofloxacin + Clindamycin
	BLI = β-Laktamase-Inhibitor

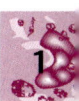

2 Vergleichsstudien mit Ertapenem

2.1 Ambulant erworbene Pneumonie

2.1.1 Ceftriaxon versus Ertapenem (Ortiz-Ruiz et al. 2002)

Patienten

In diese prospektive, kontrollierte Doppelblindstudie wurden Patienten eingeschlossen, die aufgrund einer ambulant erworbenen Pneumonie ins Krankenhaus eingeliefert wurden. **Einschlusskriterien** waren ein Alter ≥ 18 Jahren, typische Symptome einer Pneumonie (Fieber, Schüttelfrost ± Hypothermie sowie mindestens zwei der folgenden klinischen Kriterien: Husten mit Auswurf, Rasselgeräusche, auskultatorische Zeichen einer Konsolidierung, Dyspnoe, Tachypnoe, Hypoxämie, Pleuraschmerzen), pathologische Befunde im Thorax-Röntgenbild (Infiltrat, Konsolidierung, Kaverne, Pleuraerguss) und geringe Wahrscheinlichkeit einer atypischen Pneumonie. **Ausschlusskriterien** waren unter anderem eine nosokomiale Pneumonie, eine antibiotische Vorbehandlung von mehr als 24 h innerhalb der letzten 3 Tage, schwere Grunderkrankungen, Tuberkulose sowie eine künstliche Beatmung.

Methodik

Es wurden 502 Patienten unter Berücksichtigung des Pneumonie-Schweregrads (PSI ≤ oder > 3) und ihres Alters (≤ oder > 65 Jahre) randomisiert und in die Studie aufgenommen. Sie wurden entweder mit 1 g/d Ceftriaxon intravenös oder mit 1 g/d Ertapenem intravenös behandelt. Bei klinischer Besserung durfte nach frühestens 3 Tagen auf eine orale Therapie mit Amoxicillin/Clavulansäure umgestellt werden. Die maximale Therapiedauer sollte 10 – 14 Tage betragen.

Die Beurteilung der Wirksamkeit erfolgte zu einem **frühen** und einem **späten** Zeitpunkt nach Beendigung der antibiotischen Therapie anhand klinischer und radiologischer Kriterien sowie mikrobiologischen Befunden (Sputum, Blutkulturen):

1. **früh:** nach 7 – 14 Tagen (Frage der Heilung, „Test of Cure"),
2. **spät:** nach 3 – 4 Wochen (Frage eines Rezidivs, „Relapse").

Darüber hinaus erfolgten Intention-to-treat-Analysen bei den Patienten, die mindestens eine Dosis Ceftriaxon bzw. Ertapenem erhalten hatten. Unerwünschte Arzneimittelwirkungen (klinische und Laborbefunde) wurden während der gesamten Behandlungsperiode sowie bis zu 14 Tage nach Therapieende festgehalten.

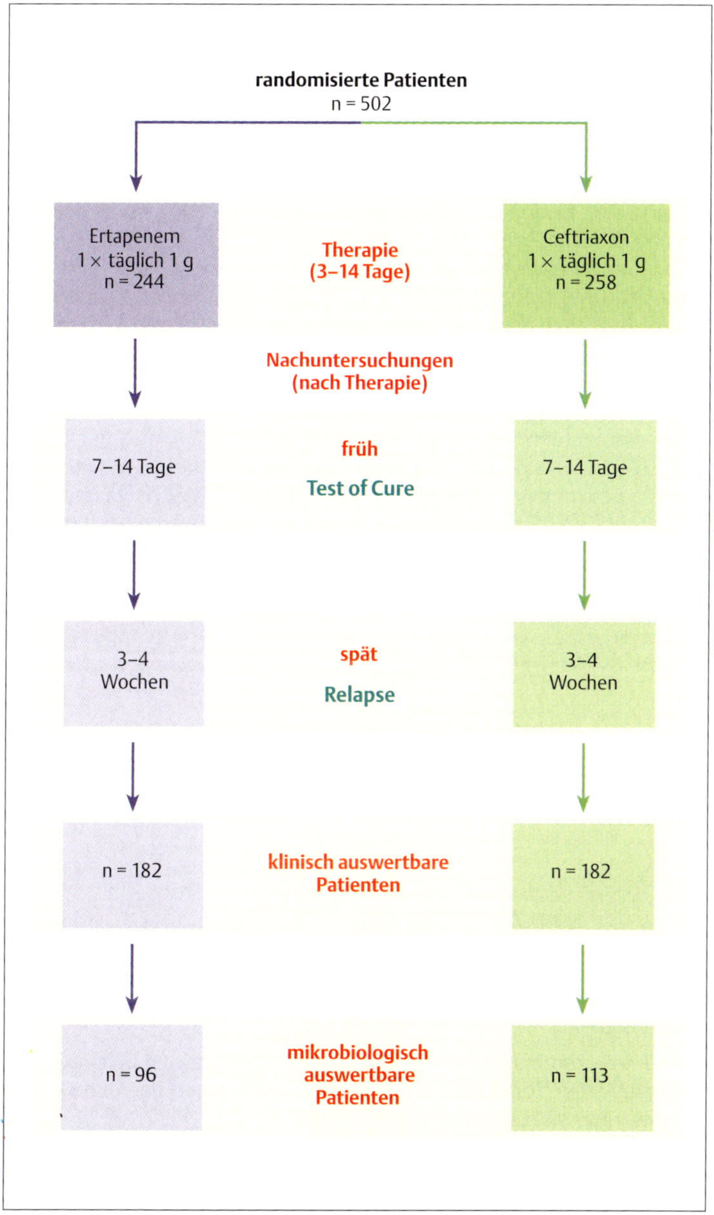

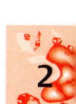

randomisierte Patienten
n = 502

| Ertapenem 1 × täglich 1 g n = 244 | Therapie (3–14 Tage) | Ceftriaxon 1 × täglich 1 g n = 258 |

Nachuntersuchungen (nach Therapie)

| 7–14 Tage | früh Test of Cure | 7–14 Tage |

| 3–4 Wochen | spät Relapse | 3–4 Wochen |

| n = 182 | klinisch auswertbare Patienten | n = 182 |

| n = 96 | mikrobiologisch auswertbare Patienten | n = 113 |

2

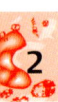

Ergebnisse

Primärer Studienendpunkt war die **Erfolgsrate** bei den klinisch beurteilbaren Patienten (n = 393) 7 – 14 Tage nach Therapieende. Diese betrug unter Ceftriaxon 91% (183 von 201 Patienten) und unter Ertapenem 92% (168 von 182 Patienten). Betrachtet man die klinische Wirksamkeit in Abhängigkeit vom Alter, so waren die Ergebnisse bei den ≤ 65-jährigen Patienten in den beiden Therapiegruppen vergleichbar. Mit zunehmendem Alter lag die Erfolgsrate unter Ertapenem etwas höher als unter Ceftriaxon (> 65 Jahre: 93 vs. 91%, > 75 Jahre: 95 vs. 88%). Bei einer Pneumonie geringeren Schweregrades (PSI ≤ 3) lag die Erfolgsrate in beiden Gruppen bei 93%, in den Fällen mit höherem Schweregrad (PSI > 3) betrug sie 86% nach Ceftriaxontherapie bzw. 91% nach Ertapenemtherapie.

Bei jeweils etwa der Hälfte der klinisch beurteilbaren Patienten (56,2 bzw. 52,7%) gelang der **Erregernachweis** in Sputum oder Blutkultur: Am häufigsten wurden Streptococcus pneumoniae, Haemophilus influenzae, Moraxella catarrhalis und Staphylococcus aureus nachgewiesen. Empfindlich für Ertapenem waren 98,3% der Isolate in der betreffenden Gruppe, empfindlich für Ceftriaxon 92,8%. Unter den resistenten Erregern stellten Methicillin-resistente Staphylokokken den größten Anteil. Bei den mikrobiologisch beurteilbaren Patienten (n = 209) ergaben sich in beiden Therapiegruppen hohe Eradikationsraten (Ertapenem 92,7%, Ceftriaxon: 94,7%).

Nebenwirkungen traten in beiden Gruppen vergleichbar häufig auf:

	Ertapenem	Ceftriaxon
Kopfschmerzen	0,4%	1,6%
Übelkeit	0,8%	2,0%
Durchfall	2,9%	2,7%
GOT-Erhöhung	9,0%	7,2%
GPT-Erhöhung	7,4%	6,3%
Erhöhung der alkalischen Phosphatase (AP)	1,4%	2,8%

Schlussfolgerung

Die Autoren kommen zu dem Schluss, dass Ertapenem und Ceftriaxon bei hospitalisierten Patienten mit ambulant erworbener Pneumonie vergleichbar gut wirksam und verträglich sind.

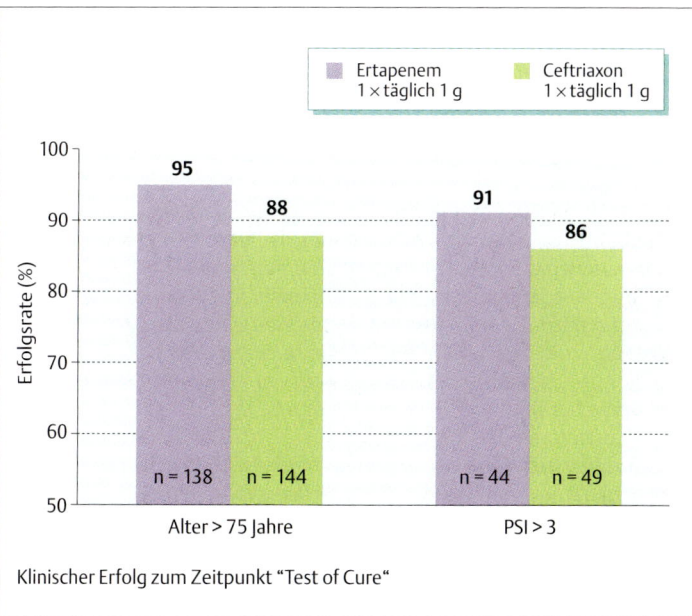

Klinischer Erfolg zum Zeitpunkt "Test of Cure"

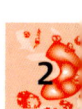

2.2 Intraabdominelle Infektionen

2.2.1 Ceftriaxon plus Metronidazol versus Ertapenem (Yellin et al. 2002)

Patienten

Yellin et al. (2002) untersuchten in dieser prospektiven, kontrollierten Doppelblindstudie erwachsene Patienten, die wegen einer schweren intraabdominellen Infektion operiert werden mussten. Die zugrunde liegenden **Diagnosen** lauteten perforierter Appendix, Divertikulitis mit Abszess oder Perforation, Cholezystitis mit Perforation oder Fortschreiten der Infektion über die Gallenblase hinaus, akute Perforation des Magens oder Duodenums (Operation > 24 Stunden nach der Perforation), traumatische Perforation der Bauchorgane (Operation > 12 Stunden nach der Perforation), intraabdominelle Abszesse.

Ausschlusskriterien waren unter anderem eine schwere Grunderkrankung, Immunsuppression, mesenteriale Ischämie sowie eine Antibiotikatherapie über mehr als 24 Stunden innerhalb der letzten 3 Tage.

Methodik

Insgesamt wurden 220 Patienten randomisiert: 59 zur intravenösen Gabe von 1 g/d Ertapenem, 51 zu einer Dosis von 1,5 g/d und jeweils 55 Patienten zur Kombinationstherapie mit 2 g/d Ceftriaxon plus 3 × 500 mg/d Metronidazol. Nach klinischer Besserung (frühestens nach 3 Tagen) durfte auf eine orale Therapie mit Ciprofloxacin plus Metronidazol umgestellt werden. Zur **mikrobiologischen Untersuchung** wurden Proben aus dem Operationsgebiet verwendet (aerobe und anaerobe Kulturen) sowie je nach klinischer Indikation Blutkulturen angelegt. Ferner wurde die Empfindlichkeit der Erreger auf Ceftriaxon, Ertapenem und Ciprofloxacin getestet.

Die **klinische Wirksamkeit** (Heilung, Besserung, Therapieversagen) wurde sofort bei Beendigung der i.v. Therapie, nach 48 Stunden sowie 7–10 Tage („früh") nach Beendigung der gesamten antibiotischen Therapie beurteilt. Als Therapieversagen war definiert: keine Besserung des Krankheitsbildes, Tod innerhalb von 48 Stunden bis 7 Tage postoperativ, Notwendigkeit einer zweiten Operation. **Primärer Endpunkt der Studie** war der Anteil der mikrobiologisch auswertbaren Patienten, bei denen nach 4–6 Wochen („Test of Cure") sowohl klinisch eine Heilung diagnostiziert als auch mikrobiologisch eine Eradikation der zugrundeliegenden Erreger festgestellt wurde.

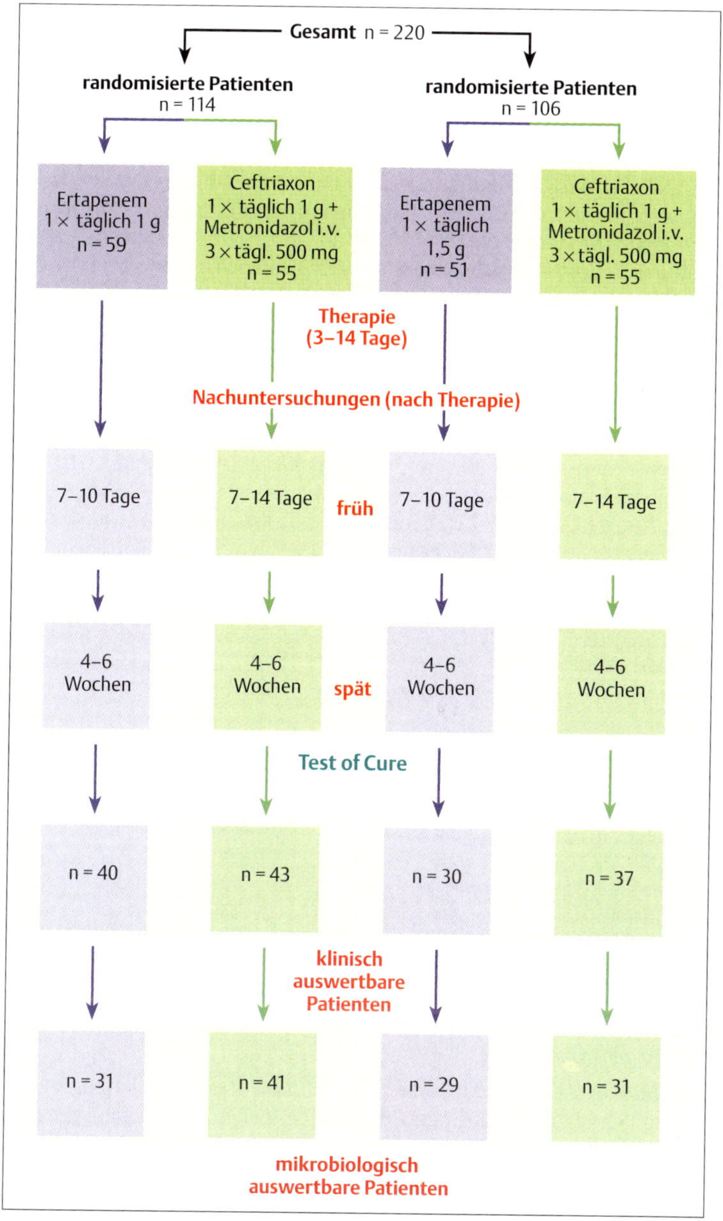

Gesamt n = 220

randomisierte Patienten
n = 114

randomisierte Patienten
n = 106

Ertapenem
1 × täglich 1 g
n = 59

Ceftriaxon
1 × täglich 1 g +
Metronidazol i.v.
3 × tägl. 500 mg
n = 55

Ertapenem
1 × täglich
1,5 g
n = 51

Ceftriaxon
1 × täglich 1 g +
Metronidazol i.v.
3 × tägl. 500 mg
n = 55

Therapie
(3–14 Tage)

Nachuntersuchungen (nach Therapie)

7–10 Tage

7–14 Tage

früh

7–10 Tage

7–14 Tage

4–6
Wochen

4–6
Wochen

spät

4–6
Wochen

4–6
Wochen

Test of Cure

n = 40

n = 43

n = 30

n = 37

klinisch
auswertbare
Patienten

n = 31

n = 41

n = 29

n = 31

mikrobiologisch
auswertbare Patienten

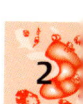

2

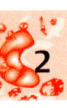

Ergebnisse

Mikrobiologisch auswertbar waren die Daten von 31 Patienten (52,5%) in der 1-g-Ertapenem-Gruppe und 41 (74,5%) in der Vergleichsgruppe (Ceftriaxon + Metronidazol) sowie von 29 (56,9%) in der 1,5-g-Ertapenem-Gruppe bzw. 31 (56,4%) in der dazugehörigen Vergleichsgruppe. Betrachtet man die **Wirksamkeit** zum Zeitpunkt der Beendigung der i.v. Therapie, so ergibt sich unter 1 g/d Ertapenem eine Erfolgsrate von 90% und unter Ceftriaxon + Metronidazol 88% (**a**). In der 1,5-g/d-Ertapenem-Gruppe liegt dieser Wert ebenfalls bei 90%, in der Vergleichsgruppe bei 87%. Die **Erfolgsraten** zum Zeitpunkt „Test of Cure" (4–6 Wochen nach Ende der Antibiotikatherapie) betrugen 84% (1 g/d Ertapenem) vs 85% bzw. 83% (1,5 g/d Ertapenem) vs 77%.

Insgesamt wurden 438 **Bakterienstämme** isoliert. Die am häufigsten nachgewiesenen Erreger waren Escherichia coli und Bacteroides fragilis. Die Eradikationsrate unter 1 g/d Ertapenem betrug bei E. coli 86% (Ceftriaxon + Metronidazol 86%) und bei B. fragilis 100% (C + M 87%) (**b**), unter 1,5 g/d Ertapenem lagen diese Werte bei jeweils 100% (C + M 88 bzw. 95%). Resistenzen gegen Ertapenem und Ceftriaxon kamen selten vor, außer – wie zu erwarten – bei Pseudomonas aeruginosa und Enterokokken. Von den 76 getesteten Anaerobiern wies keiner eine Resistenz gegen Ertapenem auf, verglichen mit einem Anteil von 40% gegen Ceftriaxon resistente Stämme.

Nebenwirkungen traten unter 1 bzw. 1,5 g/d Ertapenem sowie Ceftriaxon/Metronidazol mit ähnlicher Häufigkeit auf:

	Ertapenem		Ceftriaxon/Metronidazol
	1 g/d	1,5 g/d	2 g/3 × 500 mg/d
Phlebitis	12%	0%	7%
Übelkeit	7%	2%	4%
Durchfall	4%	2%	5%
GOT-Erhöhung	8%	12%	0%
GPT-Erhöhung	6%	10%	0%
AP–Erhöhung	5%	8%	0%

Schlussfolgerung

Die intravenöse Gabe von 1 bzw. 1,5 g/d Ertapenem erscheint bei Patienten mit operationsbedürftigen intraabdominellen Infektionen genauso wirksam und sicher wie die Kombinationstherapie aus 2 g/d Ceftriaxon plus 1,5 g/d Metronidazol.

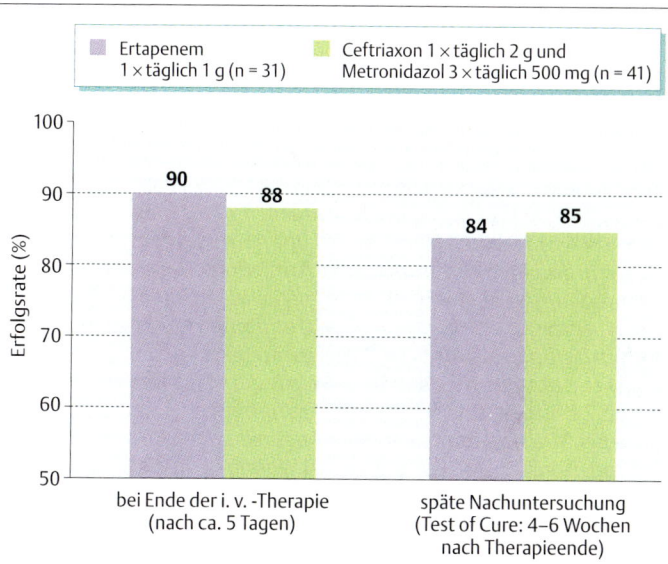

a Klinischer Erfolg bei Ende der i.v.-Therapie und zum Zeitpunkt "Test of Cure"

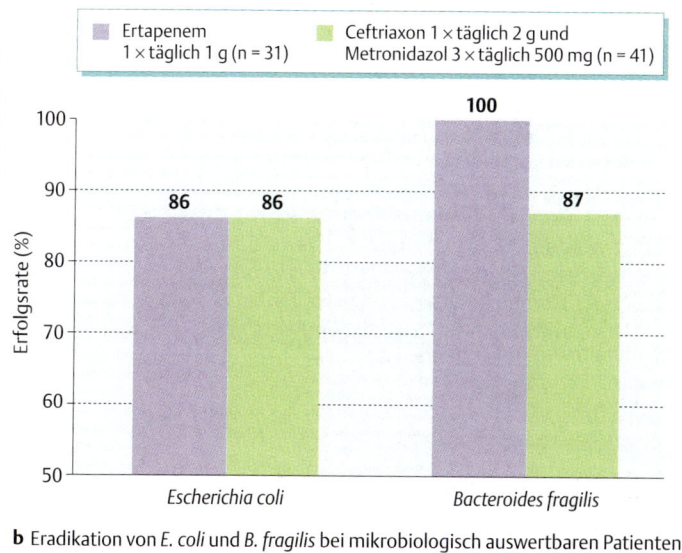

b Eradikation von *E. coli* und *B. fragilis* bei mikrobiologisch auswertbaren Patienten

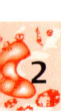

2.2.2 Piperacillin/Tazobactam versus Ertapenem (Solomkin et al. 2003)

Patienten

In diese prospektive kontrollierte Doppelblindstudie wurden 633 erwachsene Patienten aufgenommen, die wegen einer komplizierten **intraabdominellen Infektion** operiert werden mussten oder vor kurzem (< 24 h) operiert worden waren. Als „kompliziert" war eine Infektion definiert, wenn sie einen chirurgischen Eingriff erforderte, sich über das betroffene Hohlorgan hinaus in die Bauchhöhle ausdehnte und mit Abszessen oder Peritonitis einherging. Ausschlusskriterien waren unter anderem eine einfache Appendizitis bzw. Cholezystitis, eine nekrotisierende Pankreatitis, eine akute Perforation des Magens oder Duodenums, die innerhalb von 24 Stunden nach der Perforation operiert wurde, sowie eine traumatische Perforation der Bauchorgane, die innerhalb von 12 Stunden nach der Perforation operiert wurde. Vor Einschluss in die Studie war eine Antibiotikatherapie von < 24 h Dauer zulässig.

Methodik

Die Randomisierung zur Therapie mit 1 g/d Ertapenem plus drei Plazeboinfusionen (n = 323) oder viermal täglich 3,375 g Piperacillin/Tazobactam (n = 310) erfolgte, um eine gleichmäßige Verteilung in den beiden Gruppen zu gewährleisten, nach dem Schweregrad der Infektion und nach dem Vorliegen einer **Appendizitis mit generalisierter Peritonitis.** Bei allen Patienten wurden Proben zum Erregernachweis gewonnen und auf aerobe und anaerobe Keime untersucht. Klinische und mikrobiologische Nachuntersuchungen erfolgten zu einem **frühen** Zeitpunkt (1–2 Wochen nach Therapieende) sowie zu einem **späten** Zeitpunkt („Test of Cure", 4–6 Wochen nach Therapieende). Von klinischer Heilung wurde gesprochen, wenn die Infektion beseitigt war und keine Antibiotika mehr benötigt wurden.

Klinisch beurteilbar waren 231 bzw. 225 Patienten, mikrobiologisch ausgewertet werden konnten die Daten von 203 bzw. 193 Patienten. 123 bzw. 113 von ihnen wiesen eine Appendizitis als Ursache der intraabdominellen Infektion auf. In 60 bzw. 53 Fällen lag eine generalisierte Peritonitis vor.

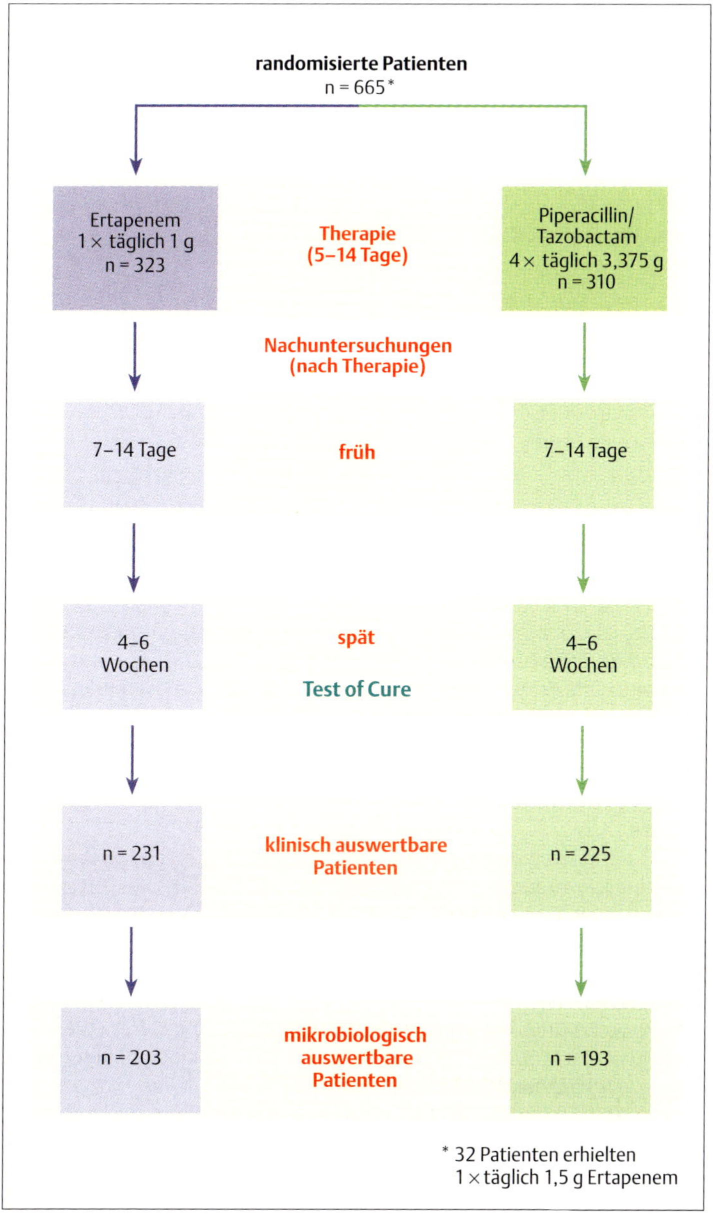

randomisierte Patients
n = 665*

Ertapenem 1 × täglich 1 g n = 323	**Therapie (5–14 Tage)**	Piperacillin/ Tazobactam 4 × täglich 3,375 g n = 310

Nachuntersuchungen (nach Therapie)

7–14 Tage	**früh**	7–14 Tage

4–6 Wochen	**spät** **Test of Cure**	4–6 Wochen

n = 231	**klinisch auswertbare Patienten**	n = 225

n = 203	**mikrobiologisch auswertbare Patienten**	n = 193

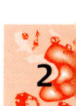

* 32 Patienten erhielten
1 × täglich 1,5 g Ertapenem

Ergebnisse

Nach Beendigung der intravenösen Therapie lag die **klinische Erfolgsrate** bei den mikrobiologisch auswertbaren Patienten (**a**) in der Ertapenemgruppe bei 92 % und in der Piperacillin/Tazobactam-Gruppe bei 88 %. Die Wirksamkeit bei der späten Nachuntersuchung, etwa 4 – 6 Wochen nach Therapieende („Test of Cure") betrug 87 % unter Ertapenem und 81 % unter Piperacillin/Tazobactam. Schlüsselt man die Erfolgsrate nach der **Lokalisation der intraabdominellen Infektion** auf, so zeigt sich folgendes Ergebnis:

	Ertapenem	Piperacillin/Tazobactam
Appendix	109/123 (89 %)	102/113 (90 %)
Kolon	26/36 (72 %)	25/36 (69 %)
Dünndarm/Magen/Duodenum	20/21 (95 %)	15/19 (79 %)
Gallenblase	12/13 (92 %)	10/10 (100 %)
andere	7/9 (78 %)	5/15 (33 %)
generalisierte Peritonitis	50/60 (83 %)	39/53 (74 %)

Auffällig ist das gute Ansprechen von Nicht-Appendizitis-Infektionen auf Ertapenem (83 vs. 69 % unter Piperacillin/Tazobactam) (**b**). Gute Wirksamkeit zeigte Ertapenem auch bei den Patienten mit postoperativer Peritonitis (15/20 [75 %], verglichen mit 9/22 [41 %]).

Bei der Mehrzahl der mikrobiologisch auswertbaren Patienten (335/396 [84,6 %]) wurde eine Mischinfektion nachgewiesen. Häufigste Isolate waren E. coli, Bacteroides fragilis, andere Bacteroides spp. und Clostridium spp.

Das **Nebenwirkungsprofil** war in beiden Therapiegruppen vergleichbar: Klinisch am häufigsten traten Diarrhö bzw. Phlebitis auf (Ertapenem 5,7 bzw. 4,1 %, Piperacillin/Tazobactam 7,5 bzw. 3,3 %), zu Transaminasenerhöhungen kam es in 6 – 7 % der Patienten.

Schlussfolgerung

Die Autoren schließen aus ihren Ergebnissen, dass die Wirksamkeit von 1 g/d Ertapenem in der Therapie komplizierter intraabdomineller Infektionen vergleichbar ist mit derjenigen von Piperacillin/Tazobactam. Ertapenem war gut verträglich und wies ein ähnliches Nebenwirkungsprofil auf wie Piperacillin/Tazobactam.

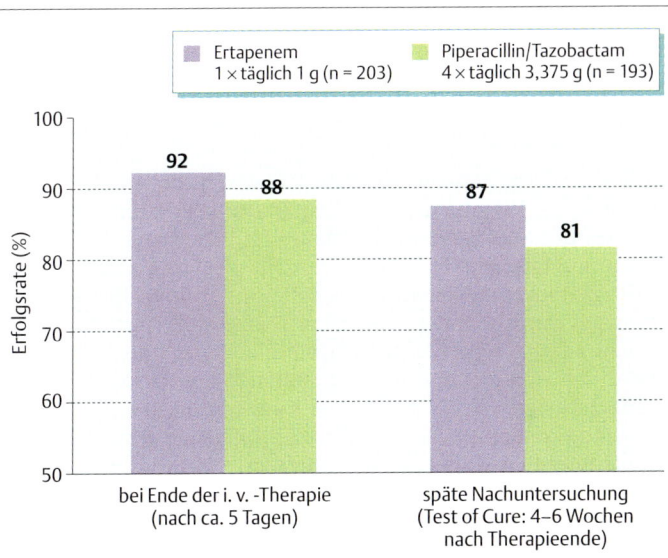

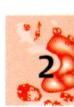

a Klinischer Erfolg bei Ende der i.v.-Therapie und zum Zeitpunkt "Test of Cure" (bakteriologisch auswertbare Patienten)

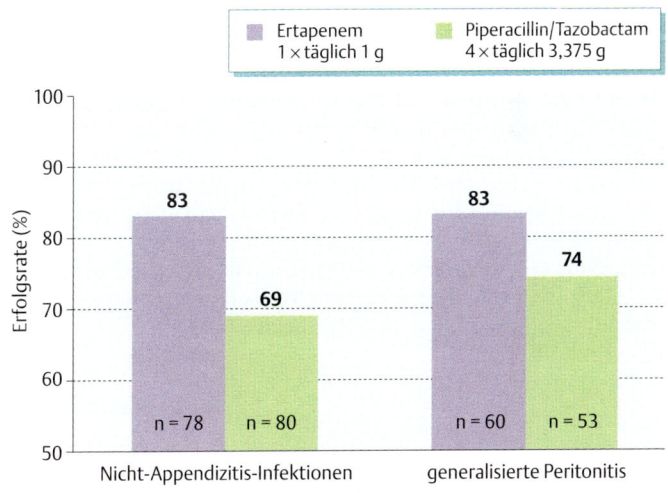

b Klinischer Erfolg zum Zeitpunkt "Test of Cure" in Abhängigkeit von der Art der Infektion (bakteriologisch auswertbare Patienten)

2.3 Akute gynäkologische Infektionen

2.3.1 Piperacillin/Tazobactam versus Ertapenem (Roy et al. 2003)

Patienten und Methodik

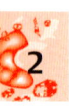

In der prospektiven kontrollierten Doppelblindstudie untersuchten S. Roy et al. (2003) bei Patientinnen mit postpartalen oder nach gynäkologischen Eingriffen entstandenen Infektionen im Beckenbereich die Wirksamkeit von Ertapenem im Vergleich mit Piperacillin/Tazobactam. Häufigste Diagnose war mit rund 75 % der Fälle eine **Endomyometritis.** 412 Patientinnen wurden randomisiert einer Therapie mit 1 g/d Ertapenem intravenös oder 4 × täglich 3,375 g Piperacillin/Tazobactam zugeordnet. Die Daten von 316 Patientinnen (76,7 %) waren klinisch auswertbar (Piperacillin/Tazobactam n = 153, Ertapenem n = 163). Primärer Studien-Endpunkt war das klinische Ansprechen bei der Nachuntersuchung 4 – 6 Wochen nach Beendigung der Antibiotikatherapie.

Ergebnisse

Die beiden Therapiegruppen unterschieden sich nicht im Hinblick auf demographische Daten, Krankheitsausprägung und Behandlungsdauer. Bei rund 80 % der klinisch beurteilbaren Patientinnen lagen auch mikrobiologisch auswertbare Befunde vor. Am häufigsten nachgewiesene Erreger waren E. coli und Anaerobier. In 60 % handelte es sich um eine polymikrobielle Infektion.

Die **klinische Erfolgsrate** betrug 4 – 6 Wochen nach Therapieende in der Ertapenemgruppe 93,9 % und in der Piperacillin/Tazobactam-Gruppe 91,5 % (**a**). In 23 Fällen war es zu Therapieversagen gekommen (Ertapenem n = 10, Piperacillin/Tazobactam n = 13). Das kombinierte (klinische plus mikrobiologische) Ansprechen lag in beiden Gruppen bei 94 %. Bei Patientinnen mit mäßigem Schweregrad der Erkrankung betrug die klinische Erfolgsrate in beiden Gruppen 93 %, bei schwerer Infektion war sie unter Ertapenem mit 95 % etwas höher als in der Vergleichsgruppe (86 %) (**b**).

Die Häufigkeit von **Nebenwirkungen** (Probleme an der Infusionsstelle, Diarrhö, erhöhte Transaminasen) war in beiden Gruppen vergleichbar.

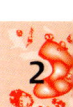

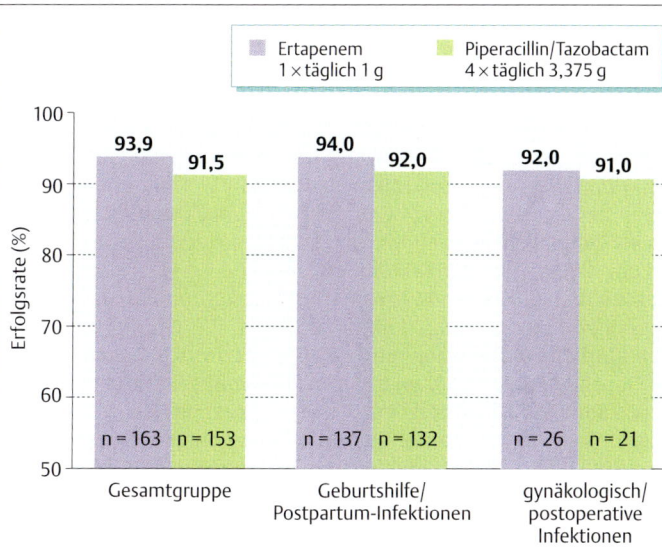

a Klinischer Erfolg zum Zeitpunkt "Test of Cure" in Abhängigkeit von der Art der Infektion (klinisch auswertbare Patienten)

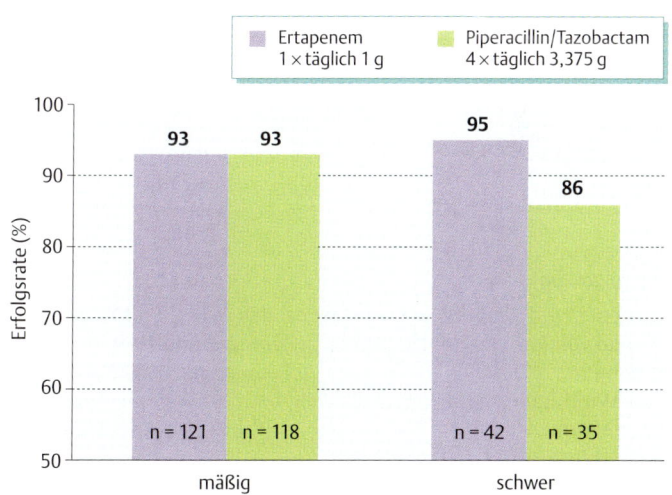

b Klinischer Erfolg zum Zeitpunkt "Test of Cure" in Abhängigkeit vom Schweregrad der Infektion (klinisch auswertbare Patienten)

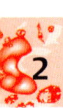

Subanalyse: Ertapenem vs Piperacillin/Tazobactam bei anaeroben gynäkologischen Infektionen

Eine schon 2002 publizierte Subgruppenanalyse von Tellado et al. befasste sich mit den Daten der Patientinnen, deren Infektionen anaerobe Erreger zugrundelagen. Dies waren 184 der insgesamt 412 Patientinnen (44,7 %) von Roy et al. (2003). Mikrobiologisch auswertbar waren 165 Fälle, 85 in der Ertapenem- und 80 in der Piperacillin/Tazobactam-Gruppe. Auch bei diesen Patientinnen war eine Endomyometritis die häufigste Erkrankung (82,4 bzw. 80,0 %). Häufigste isolierte Erreger waren **Peptostreptokokken** (180 von 544 Isolaten; 33 %), gefolgt von Bacteroides spp. (92 von 544; 17 %).

Die **klinische Erfolgsrate** betrug 4–6 Wochen nach Therapieende in der Ertapenemgruppe 97 % und in der Piperacillin/Tazobactam-Gruppe 94 % (**a**). Bei den Patientinnen mit schwerer Infektion (Fieber über 39 °C und/oder Bakteriämie) betrug die Heilungsrate unter Ertapenem 100 % (21 von 21) und unter Piperacillin/Tazobactam 86 % (12/14); bei mäßiggradiger Infektion war die Erfolgsrate in beiden Gruppen nahezu identisch.

Die **Eradikationsrate** belief sich auf 96,5 % unter Ertapenem und 93,8 % unter Piperacillin/Tazobactam. Die Aufschlüsselung nach Erregergruppen erbrachte folgende Werte (s. auch **b**):

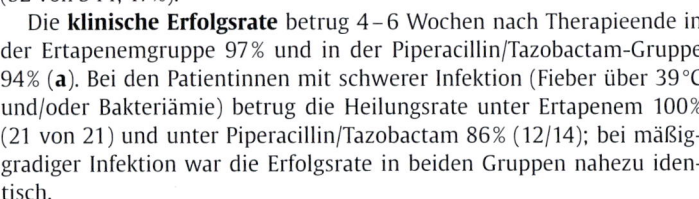

	Ertapenem	Piperacillin/Tazobactam
gramnegative Anaerobier	158/158 (100 %)	122/132 (92 %)
grampositive Anaerobier	9/101 (98 %)	98/106 (93 %)
Peptostreptokokken	81/83 (98 %)	76/82 (93 %)
Bacteroides fragilis	37/37 (100 %)	30/33 (91 %)

Schlussfolgerung

Ertapenem (1 g/d) und Piperacillin/Tazobactam (4 × 3,375 g/d) zeigten in der Studie von Roy et al. (2003) sowie in der Subgruppenanalyse der Patientinnen mit anaeroben Infektionen (Tellado et al. 2002) übereinstimmende Wirksamkeit und Verträglichkeit bei der Therapie gynäkologischer Infektionen.

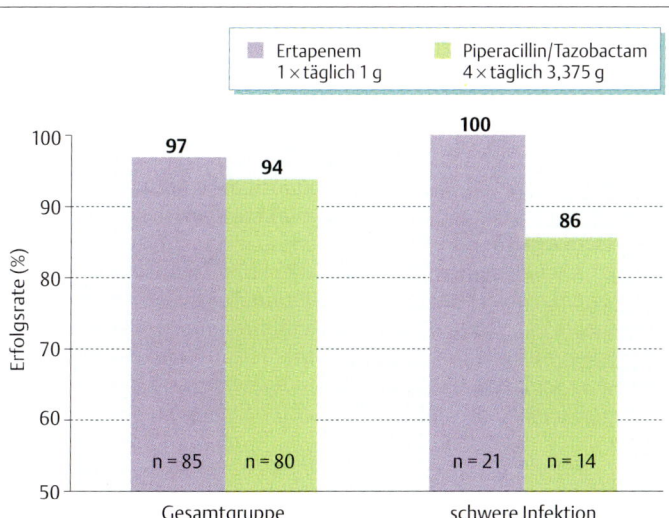

a Klinischer Erfolg zum Zeitpunkt "Test of Cure" (mikrobiologisch auswertbare Patienten)

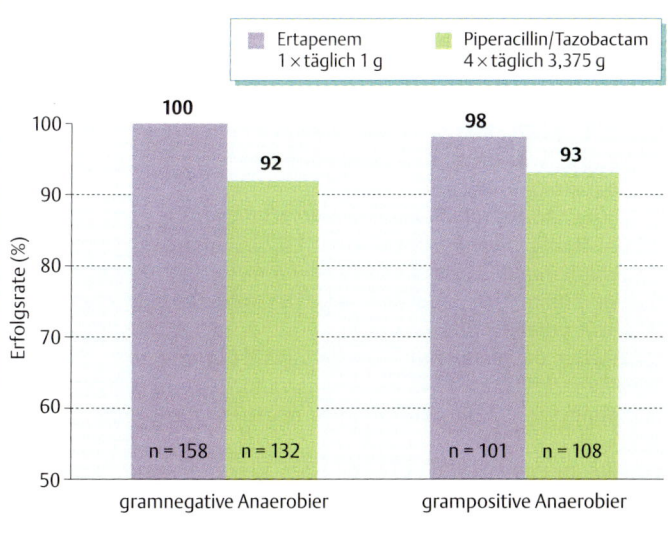

b Eradikation bei Anaerbierinfektionen (mikrobiologisch auswertbare Patienten)

2.4 Harnwegsinfektionen

2.4.1 Ceftriaxon versus Ertapenem (Jiminez-Cruz et al. 2002)

Patienten

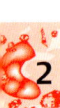

In die prospektive kontrollierte Doppelblindstudie aufgenommen wurden erwachsene Patienten mit den Diagnosen **akute Pyelonephritis, komplizierte Harnwegsinfektion** (in Zusammenhang mit einer Obstruktion bzw. einer Störung des Urintransports oder einer Dauerkatheterisierung) und jegliche **Harnwegsinfektion beim Mann.** Die Kriterien für eine akute Pyelonephritis waren Fieber, Flankenschmerzen, Leukozyturie und Bakteriurie (positive Urinkultur mit $\geq 10^5$ CFU/ml). **Ausschlusskriterien** waren unter anderem ein vollständiger Harnwegsverschluss, Abszesse, Prostatitis, Nierentransplantation, akutes Leberversagen und Immunsuppression.

Methodik

Insgesamt wurden 258 Patienten randomisiert im Verhältnis 2 : 1 der Therapie mit Ertapenem (n = 175) oder Ceftriaxon (n = 83), jeweils 1 g/d intravenös, zugeordnet. Die Randomisierung erfolgte nach dem Vorliegen einer akuten Pyelonephritis oder einer anderen Harnwegsinfektion. Patienten mit eingeschränkter Nierenfunktion (Kreatinin-Clearance < 30 ml/min/1,73 m²) erhielten eine reduzierte Ertapenemdosis (500 mg/d). Nach frühestens 3 Tagen intravenöser Therapie konnte bei klinischer Besserung auf eine resistenzgerechte orale Antibiotikagabe umgestellt werden, wenn der eingangs diagnostizierte Erreger der Harnwegsinfektion eradiziert war. Die Gesamtdauer der antibiotischen Behandlung sollte 10 – 14 Tage umfassen.

Klinische und mikrobiologische Untersuchungen erfolgten bei Aufnahme in die Studie, nach Beendigung der i.v. Therapie, 5 – 9 Tage nach der Antibiotikatherapie („Test of Cure") sowie 4 – 6 Wochen nach Behandlungsende (späte Nachuntersuchung). Das **mikrobiologische Ansprechen** wurde unterteilt in:

- Eradiation des auslösenden Erregers (< 10^4 CFU/ml),
- Persistenz des Erregers (Urinkultur nach 2 Tagen $\geq 10^4$ CFU/ml),
- Superinfektion ($\geq 10^5$ CFU/ml eines neuen Erregers unter Therapie) oder
- erneute Infektion ($\geq 10^5$ CFU/ml eines neuen Erregers nach Therapieende).

Die Eradikationsrate bei den mikrobiologisch beurteilbaren Patienten zum Zeitpunkt „Test of Cure" war der primäre Studienendpunkt.

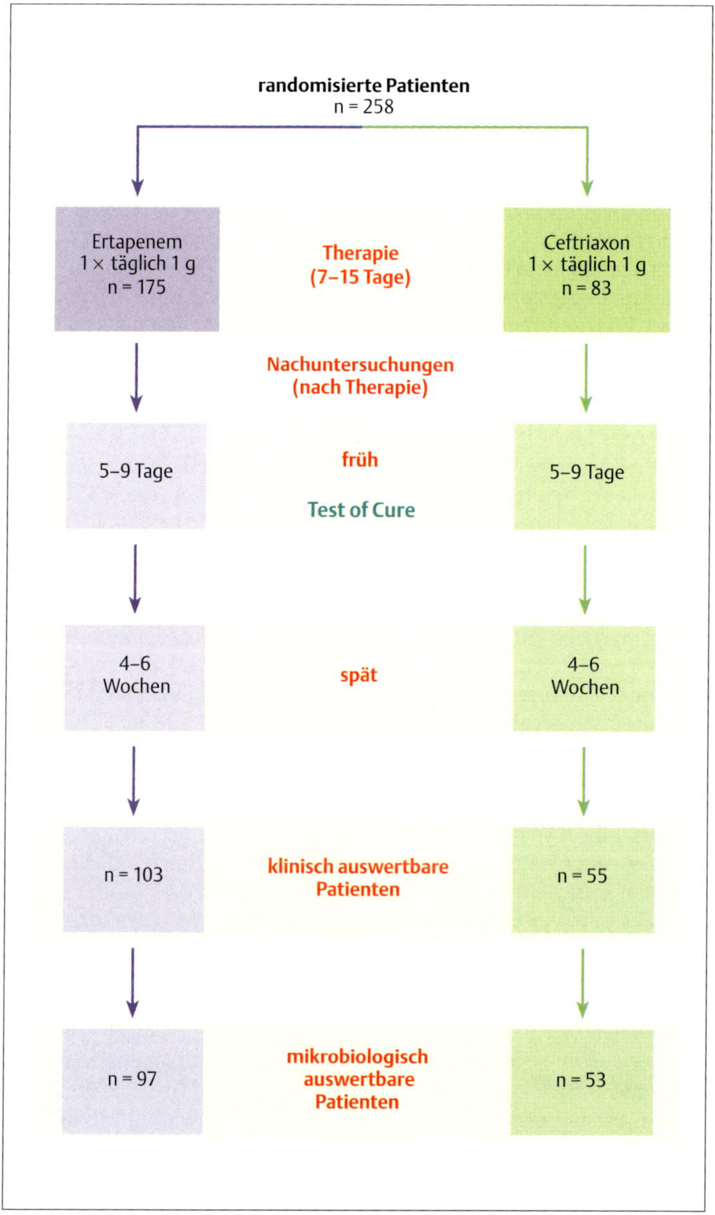

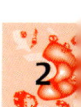

randomisierte Patienten
n = 258

| Ertapenem 1 × täglich 1 g n = 175 | **Therapie (7–15 Tage)** | Ceftriaxon 1 × täglich 1 g n = 83 |

Nachuntersuchungen (nach Therapie)

| 5–9 Tage | **früh** **Test of Cure** | 5–9 Tage |

| 4–6 Wochen | **spät** | 4–6 Wochen |

| n = 103 | **klinisch auswertbare Patienten** | n = 55 |

| n = 97 | **mikrobiologisch auswertbare Patienten** | n = 53 |

Ergebnisse

Von den 298 randomisierten Patienten konnten 97 der Ertapenemgruppe (55,4 %) und 53 der Ceftriaxongruppe (63,9 %) mikrobiologisch ausgewertet werden. Weitaus häufigster Erreger war Escherichia coli (81,6 bzw. 70 %), gefolgt von Klebsiella pneumoniae (6 bzw. 4 Isolate). Die parenterale Therapie dauerte im Mittel etwa 4 Tage. In fast allen Fällen wurde auf eine orale Antibiotikagabe umgestellt und diese für durchschnittlich 9 Tage fortgesetzt.

Bei Beendigung der i.v. Therapie war der zugrundeliegende Erreger in der Ertapenemgruppe in 98,9 % und in der Ceftriaxongruppe in 98,0 % eradiziert. Zum Zeitpunkt „Test of Cure" (5 – 9 Tage nach Therapieende) waren es 85,6 % unter Ertapenem versus 84,9 % unter Ceftriaxon (**a**). In den Untergruppen mit akuter Pyelonephritis lag die Erfolgsrate bei Therapieende jeweils bei 100 % und 5 – 9 Tage später bei 86,5 vs. 89,3 % (**b**). Bei den **Patienten mit schwerer Harnwegsinfektion** (Bakteriämie, Sepsis oder drei der folgenden Kriterien: mäßige bis starke Flankenschmerzen, hohes Fieber, Schüttelfrost, Übelkeit/Erbrechen, Leukozytose > 15 000 µl) wurde unter Ertapenem in 93,5 % und unter Ceftriaxon in 92 % eine definitive Eradikation erzielt. Dagegen lag die Erfolgsrate bei gering- bis mäßiggradiger Harnwegsinfektion etwas niedriger (jeweils 79 %). Bei den Patienten mit **Bakteriämie** war die Therapie in allen neun Fällen in der Ertapenemgruppe (100 %) und in acht von zehn der Ceftriaxongruppe (80 %) klinisch erfolgreich.

Bei einem Patienten kam es unter Ceftriaxon zu einer **Superinfektion** mit Enterococcus faecalis, in der Ertapenemgruppe traten keine Superinfektionen auf. **Erneute Infektionen** nach Beendigung der antibiotischen Behandlung waren in 12,4 bzw. 11,3 % zu verzeichnen.

Das **Nebenwirkungsprofil** wurde bei allen Patienten analysiert, die mindestens eine i.v. Dosis des jeweiligen Antibiotikums erhalten hatten (n = 258). Am häufigsten waren gastrointestinale Störungen (Übelkeit: Ertapenem 3,4 %, Ceftriaxon 2,4 %, Erbrechen, Durchfall je 1,7 % unter Ertapenem, 0 % unter Ceftriaxon). In zwei Fällen führten Nebenwirkungen zur Beendigung der Behandlung mit Ertapenem (Erbrechen: n = 1, Übelkeit, Blässe, Juckreiz und Brennen der Haut: n = 1).

Schlussfolgerung

Jiminez-Cruz et al. folgern, dass die Gabe von 1 g/d Ertapenem i.v., mit der Möglichkeit nach klinischer Besserung auf eine orale Therapie umzustellen, bei Erwachsenen mit mäßiger bis schwerer Harnwegsinfektion hochwirksam und mit einer Ceftriaxontherapie vergleichbar ist.

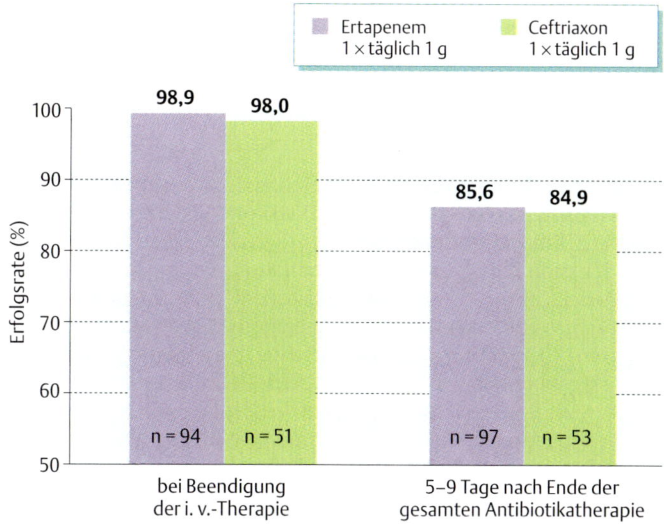

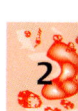

a Erfolgsrate (Eradikation des Erregers) bei allen mikrobiologisch auswertbaren Patienten

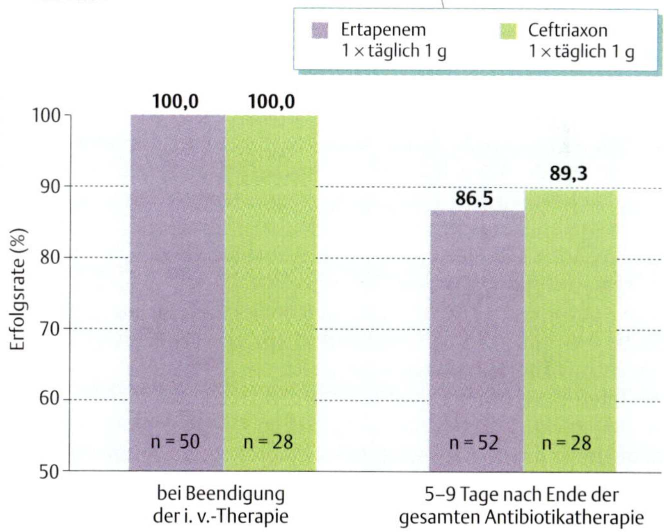

b Erfolgsrate (Eradikation des Erregers) bei akuter Pyelonephritis (mikrobiologisch auswertbare Patienten)

2.5 Haut- und Weichteilinfektionen

2.5.1 Piperacillin/Tazobactam versus Ertapenem (Graham et al. 2002)

Patienten

In die prospektive kontrollierte Doppelblindstudie wurden erwachsene Patienten mit schwerer, komplizierter Haut- und Weichteilinfektion aufgenommen. **Einschlusskriterien** waren Symptome und Befunde einer akuten Infektion (Eitersekretion oder mindestens drei der folgenden Befunde: Fieber, Leukozytose > 10 000/µl, lokale Rötung, die sich über mehr als 1 cm vom Wundrand erstreckt, Lymphangitis, Schwellung, Schmerzen, Fluktuation, Überwärmung, Induration). Eine chirurgische Wundbehandlung musste innerhalb von 48 Stunden nach Therapiebeginn abgeschlossen sein. Zu den **Ausschlusskriterien** gehörten unter anderem eine schwere, rasch fortschreitende Grundkrankheit, Immunsuppression, Verbrennungswunden, nekrotisierende Fasziitis und Notwendigkeit einer Amputation.

Methodik

540 Patienten wurden randomisiert einer 7 – 14 Tage dauernden Behandlung mit 1 g/d Ertapenem + 3 Plazeboinfusionen (n = 274) oder viermal 3,375 g/d Piperacillin/Tazobactam (n = 266) intravenös zugeordnet. Die i.v. Therapie wurde in der Klinik eingeleitet und konnte bei klinisch stabilen Patienten nach frühestens 2 Tagen zu Hause fortgesetzt werden. Eine orale Anschlussbehandlung war nicht vorgesehen. Die **Randomisierung** erfolgte **unter Berücksichtigung von Risikofaktoren,** welche den Erfolg der antibakteriellen Therapie beeinträchtigen könnten (Dekubitalulzera, Diabetes mellitus, andere Neuropathien).

Die Infektion galt als schwer, wenn Schwellung, Rötung und Schmerzen stark ausgeprägt waren, Fieber > 38,4 °C und eine Leukozytose > 15 000/µl vorlagen. Falls mehr als 48 Stunden nach Beginn der Antibiotikagabe eine chirurgische Wundbehandlung erforderlich war, so wurde dieser Fall als **Therapieversagen** gewertet.

Bei allen Patienten wurde Wundsekret oder eitriges Material aus der Tiefe der Infektion zur **mikrobiologischen Untersuchung** auf aerobe und anaerobe Keime eingeschickt. Bei klinischer Indikation wurden ferner Blutkulturen abgenommen. Die nachgewiesenen Keime wurden auf ihre Empfindlichkeit für die Prüfsubstanzen getestet.

Ergebnisse

Mikrobiologisch auswertbar waren die Daten von 155 (Ertapenem) bzw. 174 Patienten (Piperacillin/Tazobactam). Als primärer Studienendpunkt wurde das Therapieergebnis (klinische Heilung) 10–21 Tage nach Ende der antibiotischen Behandlung gewählt („Test of Cure"). Zu diesem Zeitpunkt lag die **Erfolgsrate** unter Ertapenem bei 82,4% und unter Piperacillin/Tazobactam 84,4%. Die bakteriologische Eradikationsrate betrug in der Ertapenemgruppe 82,6% und in der Piperacillin/Tazobactam-Gruppe 83,4%. Sowohl ein günstiges klinisches als auch bakteriologisches Therapieergebnis (Heilung *und* Eradikation des Erregers) konnte in beiden Gruppen bei je 82,0% der Patienten verzeichnet werden.

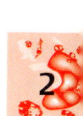

Eine Infektion der unteren Extremität bei **Diabetes mellitus** lag bei insgesamt 61 Patienten vor. In dieser Patientengruppe mit bekanntermaßen schlechtem Therapieansprechen betrug die Erfolgsrate nach Beendigung der i.v. Gabe unter beiden Substanzen bei etwa 78% und 10–21 Tage nach Therapieende noch 65,7% (Ertapenem) bzw. 71,0% (Piperacillin/Tazobactam), was als Hinweis auf die Notwendigkeit einer anschließenden gefäßchirurgischen Revaskularisation zu werten ist.

Betrachtet man das Therapieergebnis in Abhängigkeit von der **Schwere der Infektion,** so zeigt sich für mäßiggradige Infektionen eine Erfolgsrate von 82,8% unter Ertapenem und von 87,4% unter Piperacillin/Tazobactam. Bei schweren Infektionen lagen die entsprechenden Werte bei 80% (Ertapenem) und 71% (Piperacillin/Tazobactam).

Die nachgewiesenen **Erreger** umfassten grampositive aerobe Kokken (Staphylococcus aureus, Streptokokken, Enterokokken), gramnegative aerobe Bakterien (E. coli, andere Enterobacteriaceae), grampositive anaerobe Kokken (z. B: Peptostreptococcus spp.) und gramnegative Anaerobier (z. B. Bacteroides fragilis). Resistenzen entwickelten sich unter der Therapie mit den beiden Prüfsubstanzen nicht.

Nebenwirkungen traten in beiden Gruppen vergleichbar häufig auf.

Schlussfolgerung

Die Autoren kommen zu dem Schluss, dass die Heilungsraten komplizierter Haut- und Weichteilinfektionen unter Therapie mit Ertapenem (einmal 1 g/d) und Piperacillin/Tazobactam (viermal 3,375 g/d) vergleichbar sind und die beiden Substanzen eine ähnlich gute Verträglichkeit aufweisen.

3 Ertapenem – Daten und Fakten

3.1 Beschreibung und Strukturformel

β-Laktamantibiotika

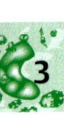

β-Laktamantibiotika (z. B. Penicilline, Cephalosporine, Carbapeneme) haben als gemeinsames Strukturmerkmal einen β-Laktam-Ring. Penicilline und in vermindertem Maße auch Cephalosporine sind daher empfindlich gegen bakterielle β-Laktamasen. **Carbapeneme** dagegen sind β-Laktamasen-fest. Da Carbapeneme das breite Wirkspektrum der Penicilline und Cephalosporine in sich vereinigen, wird fast das gesamte Spektrum bakterieller Infektionen erfasst. Eines der ersten verfügbaren Carbapeneme war **Imipenem** (Zienam®). Diese Substanz wird in den Nieren durch die körpereigene Dehydropeptidase-I metabolisiert und deshalb in Kombination mit Cilastatin, einem kompetitiven Inhibitor dieses Enzyms, verabreicht. Aufgrund der 1β-Methylgruppe wird **Ertapenem** (Invanz®) im Gegensatz zu Imipenem vor zu raschem Abbau durch die Dehydropeptidase-I geschützt; eine Kombination mit Cilastatin ist daher nicht erforderlich. Durch die Benzoatgruppe an der Sulfhydryl-Seitenkette wird zudem die **Halbwertszeit** auf etwa 4 Stunden verlängert, so dass eine einmal tägliche Gabe möglich ist.

Wirkungsmechanismus

β-Laktamantibiotika sind bakterizid, d. h. sie töten die Bakterien ab, indem sie die Synthese von Peptidoglykanen, einem wichtigen Bestandteil der Bakterienzellwand, verhindern. Bei Escherichia coli ist die Affinität von Ertapenem zu den Penicillin-bindenden Proteinen (PBP) 2 und 3 am höchsten.

Einsatzgebiete

Aufgrund seines breiten Wirkspektrums (s. Abschn. 3.3) wird Ertapenem vor allem zur ungezielten parenteralen Therapie mäßiger bis schwerer **ambulant erworbener Infektionen** mit einer großen Bandbreite potenzieller Erreger (polymikrobielle Infektionen) empfohlen. Hauptsächliche Einsatzgebiete sind ambulant erworbene Pneumonien, intraabdominelle Infektionen sowie gynäkologische Infektionen. In den USA ist Ertapenem außerdem für die Behandlung von Haut- und Weichteilinfektionen sowie von komplizierten Harnwegsinfekten zugelassen.

β-Laktamantibiotika

β-Laktam-Ring

Penicillin

RCOHN

S

CH_3
CH_3

O

N

CO_2H

Cephalosporin

R_1COHN

S

O

N

R_2

CO_2H

Carbapeneme

Imipenem (Zienam®)

OH

CH

H_2C

O

N

COOH

$S - CH_2 - CH_2 - NH - CH = NH$

Ertapenem (Invanz®)

Methylgruppe

COOH

OH

H

H

CH_3

H_3C

O

N

COOH

S

O

NH

NH

Benzoatgruppe

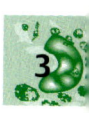

3

Für die Therapie nosokomialer Infektionen ist Ertapenem nicht vorgesehen, da die häufigen „Krankenhauskeime" Pseudomonas aeruginosa und Acinetobacter baumannii im Wirkungsspektrum nicht enthalten sind.

3.2 Pharmakokinetik

3.2.1 Proteinbindung und Verteilung

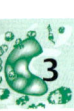

Die pharmakokinetischen Eigenschaften von Ertapenem wurden in mehreren klinischen Studien bei gesunden Freiwilligen untersucht. Dabei zeigte sich, dass Ertapenem stark an Plasmaproteine (insbesondere Albumin) bindet. Diese **Proteinbindungsfähigkeit** nimmt bei zunehmender Plasmakonzentration ab: Sie beträgt bei einer Ertapenemkonzentration unter 50 mg/l etwa 95 % und sinkt bei Konzentrationen von 300 mg/l auf 85 %. Daher ist der Konzentrationsverlauf über die Zeit nach Gabe von 1 g/d Ertapenem nicht linear (**a**). Eine halbe Stunde nach Infusion wird im Plasma eine durchschnittliche Ertapenemkonzentration von 155 mg/l (C_{max}) erreicht, nach 12 Stunden liegt dieser Wert bei 9 mg/l und nach 24 Stunden bei 1 mg/l. Demnach liegen die Ertapenem-Plasmakonzentrationen für rund 16 Stunden über dem vorgeschlagenen Grenzwert für sensible Erreger von 4 mg/l.

Die Fläche unter der **Plasmakonzentrationskurve** (AUC) nimmt in einem Dosisbereich von 0,5 – 2 g Ertapenem nahezu proportional zu. Nach multiplen intravenös verabreichten Dosen wurde keine Kumulation beobachtet. Klinisch signifikante Unterschiede der Plasmakonzentrationen zwischen Männern und Frauen bestanden nicht.

Das Verteilungsvolumen von Ertapenem beläuft sich auf etwa 8,2 Liter. Die **Bioverfügbarkeit** des Arzneistoffs, d. h. die verfügbare Gesamtmenge an Ertapenem im Plasma bezogen auf die zugeführte Menge, beträgt 94 %. Die **Halbwertszeit** liegt bei etwa 4 Stunden (**b**).

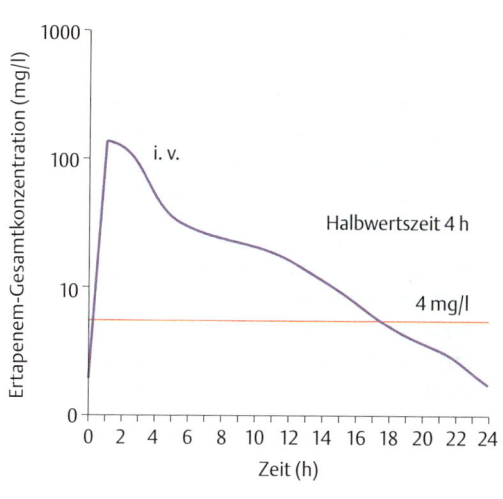

a Ertapenem-Plasmakonzentration nach intravenöser Gabe von 1g/d Ertapenem bei gesunden Freiwilligen, 4 mg/l = Grenzwert für sensible Erreger

$$AUC_{(0-\infty)} = 572,1 - 627,3\ \mu g \times h/ml$$

$$C_{24\,h} = 1,2 - 1,9\ mg/l$$

$$t_{1/2} = 3,8 - 4,4\ Stunden$$

$AUC_{(0-\infty)}$: Fläche unter der Plasmakonzentrationskurve vom Zeitpunkt Null bis Unendlich

$C_{24\,h}$: Plasmakonzentration 24 Stunden nach der Infusion

$t_{1/2}$: Halbwertszeit (harmonisches Mittel)

b

3.2.2 Metabolismus und Elimination

Über die Verstoffwechslung und Ausscheidung von Ertapenem gibt eine Studie Auskunft, in der gesunde Freiwillige (Alter 25–45 Jahre) eine 1-g-Dosis von ^{14}C-markiertem Ertapenem erhalten hatten. Die Ausscheidung erfolgte zu 80% **über die Nieren,** und zwar in nahezu gleichen Teilen als Ertapenem und als dessen inaktive ringoffene Form (nach Hydrolyse des β-Laktam-Rings). Die Ertapenemkonzentrationen im Urin betrugen 0–2 Stunden nach Infusion im Mittel über 984 mg/l und im Zeitintervall 12–24 Stunden nach Infusion über 52 mg/l. Da der ringoffene Metabolit von Ertapenem signifikant zur Radioaktivität im Urin beiträgt, aber nur minimal zur Radioaktivität im Plasma, sind die Nieren als Ort des Metabolismus von Ertapenem anzunehmen.

Ertapenem bei Niereninsuffizienz

Bei 26 Patienten mit unterschiedlich ausgeprägter **Niereninsuffizienz** wurde die Pharmakokinetik von Ertapenem überprüft. Dabei zeigte sich eine Zunahme der Plasmakonzentrationen bei abnehmender Kreatinin-Clearance (**a, b**). Eine Dosisanpassung ist jedoch aufgrund dieser Daten bis zu einer Kreatinin-Clearance > 30 ml/min/1,73 m² Körperoberfläche nicht notwendig. Bei Werten ≤ 30 ml/min/1,73 m² soll die Dosis halbiert werden (0,5 g/d i.v.). Wenn diese Dosis innerhalb von 6 Stunden vor einer Hämodialyse verabreicht wird, sollen nach Angaben der „Food and Drug Association" (FDA) zusätzlich 150 mg Ertapenem im Anschluss an die Hämodialyse infundiert werden. Laut Fachinformation des Herstellers liegen aber „zur Unbedenklichkeit und Wirksamkeit von Ertapenem bei Patienten mit fortgeschrittener Niereninsuffizienz **keine** ausreichenden Daten vor, die eine Dosierungsempfehlung ermöglichen. **Daher darf Ertapenem bei diesen Patienten nicht angewandt werden.**"

Arzneimittelinteraktionen

Der Metabolismus der sechs hauptsächlichen Isoenzyme des Cytochrom-P-450-Systems in menschlichen Lebermikrosomen (CYP 1A2, 2C9, 2C19, 2D6, 2E1 und 3A4) wird durch Ertapenem nicht beeinflusst, und auch der P-Glykoprotein-vermittelte Transport von Digoxin und Vinblastin wurde in In-vitro-Studien nicht gehemmt, so dass **Arzneimittelinteraktionen** infolge einer Hemmung dieser Systeme unwahrscheinlich sind. Allerdings können Peneme und Carbapeneme die Serumkonzentrationen von Valproinsäure beeinflussen.

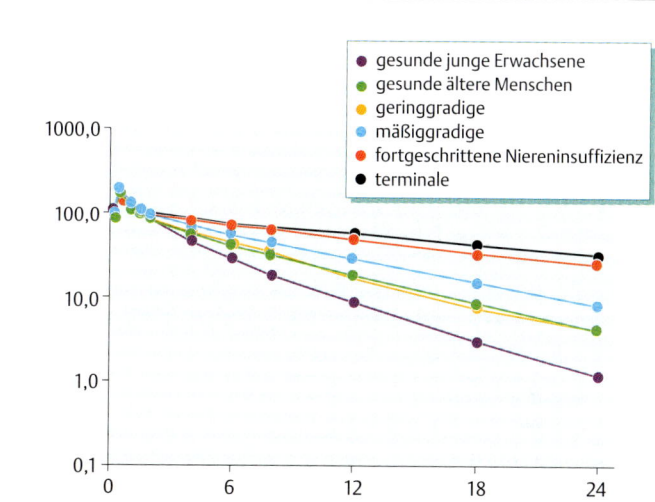

a Mittlere Ertapenem-Plasmakonzentrationen nach intravenöser Gabe von 1g Ertapenem bei Patienten mit Niereninsuffizienz unterschiedlichen Ausmaßes (nach Holland et al. 2001)

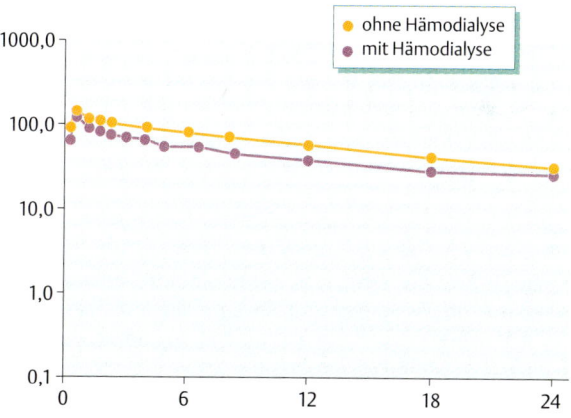

b Mittlere Ertapenem-Plasmakonzentrationen nach intravenöser Gabe von 1g Ertapenem bei Patienten mit terminaler Niereninsuffizienz mit oder ohne Hämodialyse (nach Holland et al. 2001)

3.3 Mikrobiologie

3.3.1 Empfindlichkeit

Ertapenem zeigt in vitro eine hohe bakterizide Aktivität gegen zahlreiche grampositive und gramnegative, aerobe und anaerobe Bakterien. Die Grenzwerte („Break Points") der minimalen Hemmkonzentrationen (MIC_{90}) wurden wie folgt vorgeschlagen: sensibel: ≤ 4 mg/l, intermediär: 8 mg/l, resistent ≥ 16 mg/l. Für Streptococcus spp. (einschließlich Streptococcus pneumoniae) gilt ein Grenzwert von ≤ 2 mg/l.

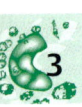

Ausgewählte Erreger, die sich in vitro als empfindlich gegenüber Ertapenem erwiesen haben, sind mit ihren MIC_{90}-Werten in der nebenstehenden Tabelle zusammengefasst.

Anti-Pneumokokken-Aktivität

In einer In-vitro-Studie untersuchten Pankuch et al. (2002) bei insgesamt 275 Pneumokokken-Stämmen, davon 125 Penicillin-empfindlich, 74 intermediär und 86 Penicillin-resistent, die MIC von acht Antibiotika (Amoxicillin, Cefepim, Cefprozil, Ceftriaxon, Clarithromycin, Ertapenem, Imipenem und Meropenem). Dabei ergaben sich für Ertapenem im Vergleich mit den anderen Antibiotika sehr niedrige MICs (MIC_{50} bei Penicillin-empfindlichen Stämmen 0,016, bei intermediären Stämmen 0,125, bei Penicillin-resistenten Stämmen 0,5 µg/ml).

Aktivität gegen Erreger aus Bisswunden

Goldstein et al. (2001) isolierten 420 Erregerstämme (240 Aerobier und 180 Anaerobier) aus infizierten Haut- und Weichteilwunden nach Bissen von Tieren (n = 298) und Menschen (n = 132). Insgesamt waren 98 % aller Isolate empfindlich für Ertapenem (MIC ≤ 4 mg/ml). Damit zeigte Ertapenem ein ausgezeichnetes Wirkspektrum gegen Erreger aus infizierten Bisswunden.

Anaerobier

Verschiedene Studien befassten sich mit der In-vitro-Wirksamkeit gegen anaerobe Keime, die beispielsweise bei intraabdominellen Infektionen besonders bedeutsam sind. Übereinstimmend zeigten sich gute Sensibilitätsraten der untersuchten Anaerobier.

Ausgewählte Ertapenem-**sensible** Erreger (in vitro) und die jeweilige minimale Hemmkonzentration (MIC), bei der 90% der Erreger abgetötet werden (Merck & Co 2002)

Erreger	Zahl der Stämme (n)	MIC$_{90}$ (mg/l)
Grampositive Aerobier		
Streptococcus pyogenes	411	0,016
Streptococcus agalactiae	306	0,06
Streptococcus pneumoniae	1096	1
(Penicillin-sensibel und -resistent)		
Streptococcus-viridans-Gruppe	76	2
Staphylococcus aureus	833	0,25
(Methicillin-sensibel)		
koagulase-negative Staphylokokken	520	2
(Methicillin-sensibel)		
Gramnegative Aerobier		
Citrobacter freundii	221	0,25
Enterobacter aerogenes	292	0,5
Enterobacter cloacae	365	1
Escherichia coli	1596	0,016
Haemophilus influenzae	726	0,06
Haemophilus parainfluenzae	104	0,125
Klebsiella oxytoca	267	0,03
Klebsiella pneumoniae	904	0,06
Moraxella catarrhalis	255	0,016
Morganella morganii	248	0,06
Pasteurella multocida	24	0,03
Proteus mirabilis	323	0,03
Proteus vulgaris	133	0,125
Serratia marcescens	144	0,25
Anaerobier		
Bacteroides spp.	107	1
Clostridium spp.	51	1
Eubacterium spp.	47	1
Fusobacterium spp.	21	0,5
Peptostreptococcus spp.	12	0,5
Porphyromonas asaccharolytica	57	0,03
Prevotella spp.	61	0,25

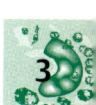

Die **klinische Signifikanz** dieser In-vitro-Befunde kann nur durch ausreichend große, randomisierte und kontrollierte Doppelblindstudien überprüft werden (s. auch Teil 2, Klinische Studien).

3.3.2 Resistenzen und Resistenzentwicklung

Das breite Wirkspektrum von Ertapenem beruht auf der Stabilität gegen die Hydrolyse durch eine Vielzahl von β-Laktamasen wie Penicillinasen und Cephalosporinasen sowie Extended-spectrum β-Laktamasen (ESBL). Die Substanz wird jedoch durch Metallo-β-Laktamasen hydrolysiert. Außerdem sind die MIC-Werte bei ESBL-produzierenden Stämmen 2 – 4-mal so hoch wie bei ESBL-negativen Erregern. Ertapenem zeigt daher a priori **eine niedrige Aktivität** gegen Methicillin-resistente Staphylokokken (MRSA und MRSE) und Enterokokken. Primär resistent sind ferner alle Acinetobacter spp. und Nonfermenter, d. h. Keime, die Glucose nur oxidativ verwerten, wie Pseudomonas spp., Stenotrophomonas spp. und Burkholderia spp.

Ebenfalls zu berücksichtigen ist die Neuentwicklung von Resistenzen durch primär empfindliche Erreger (**sekundäre Resistenz**). Bei Ertapenem-sensiblen Bakterienstämmen war in europäischen Überwachungsstudien selten eine Resistenzentwicklung zu beobachten. Bei grampositiven Aerobiern wie Methicillin-sensiblen Staphylokokken, Streptococcus agalactiae, pneumoniae und pyogenes variierte der Bereich resistenter Keime zwischen 0 und 5 %, bei gramnegativen Aerobiern zwischen 0 und 20 %. Bei einigen resistenten Isolaten war eine Kreuzresistenz gegen andere Carbapeneme zu verzeichnen.

Prinzipiell weisen Bakterien unterschiedliche Resistenzmechanismen auf. So können sie Antibiotika-abbauende Enzyme produzieren, Antibiotika-unempfindliche Zielstrukturen bilden oder die Membranpermeabilität für Antibiotika verändern sowie mit Effluxpumpen die Antibiotika aus den Zellen befördern. Da sich der Wirkmechanismus von Ertapenem von dem anderer Antibiotika-Klassen wie Chinolone, Aminoglykoside und Makrolide unterscheidet, sind **Kreuzresistenzen** durch Veränderung der Zielstrukturen in diesem Fall ausgeschlossen. Mikroorganismen können jedoch Resistenzen gegen mehrere Antibiotika-Klassen zeigen, wenn der zugrundeliegende Resistenzmechanismus auf Permeabilitätshindernissen beruht.

Ausgewählte Ertapenem-**resistente** Erreger (in vitro) und die jeweilige minimale Hemmkonzentration (MIC), bei der 90% der Erreger abgetötet werden (Merck & Co 2002)

Erreger	Zahl der Stämme (n)	MIC$_{90}$ (mg/l)
Grampositive Aerobier		
Corynebacterium jeikeium	11	> 32
Staphylococcus aureus (Methicillin-resistent)	228	32
koagulase-negative Staphylokokken (Methicillin-resistent)	435	32
Enterokokken spp.	34	16
Enterococcus faecalis	830	16
Enterococcus faecium	234	64
Gramnegative Aerobier		
Aeromonas hydrophila	29	16
Acinetobacter	109	16
Burkholderia cepacia	18	32
Pseudomonas aeruginosa	298	16
Stenotrophomonas maltophilia	66	32
Anaerobier		
Lactobacillus spp.	46	32
andere resistente Erreger		
Chlamydia spp.		
Mycoplasma spp.		
Rickettsia spp.		
Legionella spp.		

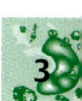

Die **klinische Signifikanz** dieser In-vitro-Befunde kann nur durch ausreichend große, randomisierte und kontrollierte Doppelblindstudien überprüft werden (s. auch Teil 2, Klinische Studien).

3.4   Dosierung und Anwendungsweise

Die übliche Dosierung von Ertapenem beträgt einmal täglich 1 g, die über einen Zeitraum von 30 Minuten intravenös infundiert werden sollen. Normalerweise liegt die Therapiedauer, abhängig von der Art der Infektion und dem Schweregrad der Erkrankung zwischen 3 und 14 Tagen. Bei klinischer Besserung kann, falls indiziert, auf ein orales Antibiotikum umgestellt werden.

Besondere Personengruppen

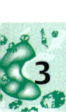

- Bei Patienten mit mäßiger **Niereninsuffizienz** ist keine Dosisanpassung von Ertapenem erforderlich. Zur Anwendung bei fortgeschrittener Niereninsuffizienz (Kreatinin-Clearance ≤ 30 ml/min $\times$ m^2) liegen nach Angaben des Herstellers **keine** ausreichenden Daten vor, die eine Dosierungsempfehlung ermöglichen.
- Bei **älteren Menschen** (ohne Niereninsuffizienz) und bei Patienten mit **eingeschränkter Leberfunktion** wird keine Dosisanpassung empfohlen.
- Über die Anwendung von Ertapenem bei **Kindern und Jugendlichen** gibt es bislang **keine** Daten.
- Auch zur Anwendung in der **Schwangerschaft** liegen **keine** ausreichenden Daten beim Menschen vor. Tierversuche haben keine Hinweise auf direkte oder indirekte schädigende Wirkungen auf Schwangerschafts- und Geburtsverlauf, embryonale oder postnatale Entwicklung ergeben. Dennoch sollte Ertapenem in der Schwangerschaft nur **nach strenger Indikationsstellung** und unter Abwägung von Nutzen und potenziellem Risiko verabreicht werden.
- Ertapenem geht in die **Muttermilch** über. Unter einer Therapie mit Ertapenem sollte daher auf das **Stillen verzichtet werden**.
- Peneme und Carbapeneme können die Serumkonzentrationen von Valproinsäure senken. Bei Patienten unter **Valproat-Therapie** sollte daher eine **Kontrolle** der Valproat-Serumkonzentrationen erwogen werden.

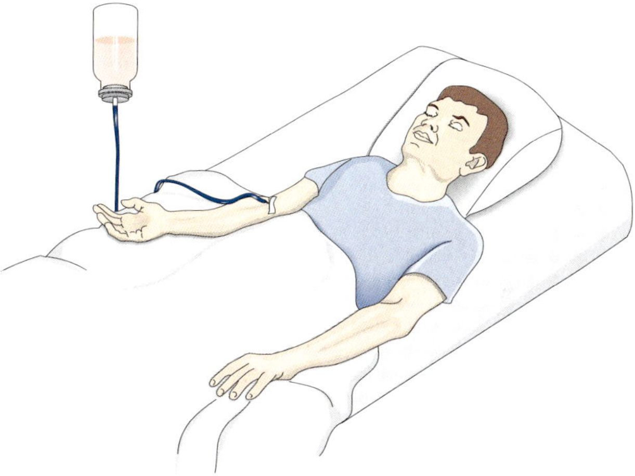

Dosierung von Ertapenem:
einmal täglich 1g als intravenöse Infusion über 30 Minuten

3.5 Nebenwirkungen und Kontraindikationen

Nebenwirkungen

Bei Patienten, die nur mit Ertapenem behandelt wurden, traten in Rahmen klinischer Studien folgende **Nebenwirkungen** am häufigsten auf:

- Diarrhö (4,8 %),
- Komplikationen an der Infusionsstelle (4,5 %),
- Übelkeit (2,8 %).

Weitere Nebenwirkungen, die in einer Häufigkeit zwischen 1 und < 10 % vorkamen, waren Kopfschmerzen, Phlebitis/Thrombophlebitis, Dyspnoe, Beschwerden im Rachenbereich, Hautausschlag, Pruritus sowie Laborwertveränderungen (Anstieg von Transaminasen, alkalischer Phosphatase, Thrombozyten) (**a**).

Wenn bei Patienten unter der Anwendung von Antibiotika Durchfälle auftreten, muss an eine Antibiotika-assoziierte Kolitis bzw. eine **pseudomembranöse Kolitis** (**b**) gedacht und eine Stuhlprobe auf Clostridium-difficile-Toxine untersucht werden. Eine pseudomembranöse Kolitis trat in klinischen Studien unter Ertapenem in einer Häufigkeit < 1 % auf. In solchen Fällen muss das Arzneimittel abgesetzt und eine Therapie gegen Clostridium difficile begonnen werden (orales Metronidazol oder **orales** Vancomycin).

Bei Verdacht auf eine **allergische Reaktion** auf Ertapenem muss die Behandlung ebenfalls sofort angebrochen werden.

Kontraindikationen

Ertapenem ist **kontraindiziert** bei Überempfindlichkeit gegen die Substanz oder gegen ein anderes Antibiotikum vom Carbapenem-Typ, außerdem bei schwerer Überempfindlichkeit (anaphylaktoide Reaktion, schwere Hautreaktion) gegen ein anderes β-Laktam-Antibiotikum (Penicillin, Cephalosporin).

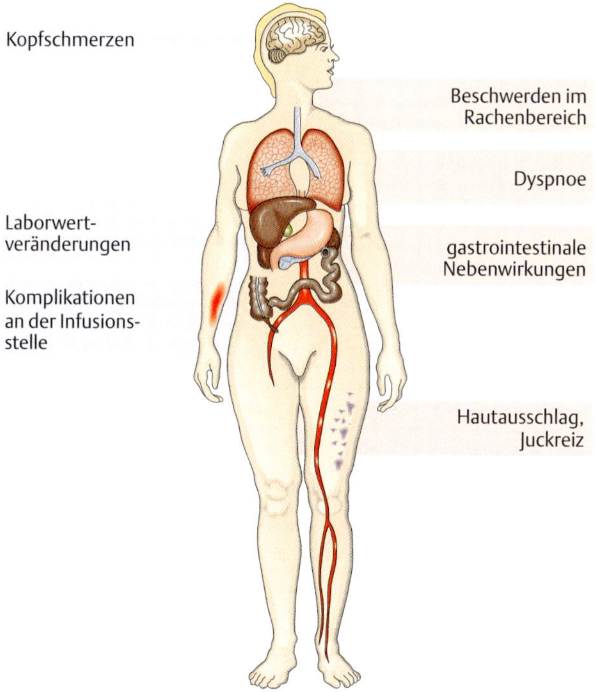

Kopfschmerzen

Beschwerden im
Rachenbereich

Dyspnoe

Laborwert-
veränderungen

gastrointestinale
Nebenwirkungen

Komplikationen
an der Infusions-
stelle

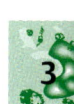

Hautausschlag,
Juckreiz

a Mögliche Nebenwirkungen von Ertapenem

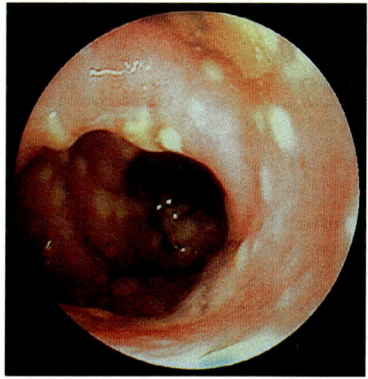

b Endoskopiebild bei pseudomembranöser Kolitis (nach [14])

Zusammenfassung und Ausblick

Bakterielle Infektionskrankheiten, die in der häuslichen Umgebung entstehen, unterscheiden sich von den so genannten nosokomialen Infektionen durch ihr relativ gleichförmiges Erregerspektrum und das weitgehende Fehlen von „Problemkeimen". Ein gezielter Erregernachweis ist bei vielen **ambulant erworbenen Infektionen** kaum realisierbar und meist auch nicht notwendig. Da es sich jedoch häufig um Mischinfektionen handelt, wie sie im vorliegenden Buch beschrieben wurden, muss die kalkulierte Soforttherapie dem Erregerspektrum gerecht werden und nach Möglichkeit die häufigsten Keime erfassen. Dazu gehören in vielen Fällen auch Anaerobier, die im Wirkspektrum vieler gängiger β-Laktamantibiotika fehlen.

Das neu entwickelte Carbapenem **Ertapenem** ist ein Breitspektrum-Antibiotikum, das die wichtigen Erreger ambulant erworbener Infektionen erfasst: sowohl grampositive und gramnegative Aerobier als auch Anaerobier. Es zeichnet sich durch seine **rasche Bakterizidie** aus: Ertapenem wirkt z. B. auf E. coli bereits nach 2 Stunden bakterizid (**a**). Dadurch ist die Behandlungsdauer relativ kurz. In Vergleichsstudien zur Wirksamkeit bei Anaerobier-Infektionen (Tellado et al. 2002) war die **Gesamtbehandlungsdauer** unter Ertapenem bei jeder der drei untersuchten Indikationen im Median um einen Tag kürzer als unter Piperacillin/Tazobactam (**b**). Dies kann ebenso zur Kostenersparnis und geringeren Patientenbelastung beitragen wie die einfache Anwendbarkeit von Ertapenem: Die Substanz muss nur einmal am Tag als Kurzinfusion über 30 Minuten verabreicht werden.

Ertapenem kann auch bei **Niereninsuffizienz,** bei eingeschränkter Leberfunktion und bei älteren Patienten eingesetzt werden; bis zu einer Kreatinin-Clearance > 30 ml/min/1,73 m² ist keine Dosisanpassung erforderlich. **Bei fortgeschrittener Niereninsuffizienz darf Ertapenem nicht verabreicht werden.**

In US-amerikanischen Leitlinien wird eine **Monotherapie mit Ertapenem** zur Behandlung intraabdomineller Infektionen als „Evidence-based Medicine" ausdrücklich empfohlen (Surgical Infection Society 2002).

Ertapenem wurde in klinischen Studien bei folgenden Krankheitsgruppen untersucht: intraabdominelle Infektionen, ambulant erworbene Pneumonien, akute gynäkologische Infektionen, komplizierte Harnwegsinfektionen sowie Haut- und Weichteilinfektionen. Für diese Indikationen ist es von der amerikanischen „Food and Drug Administration" zugelassen.

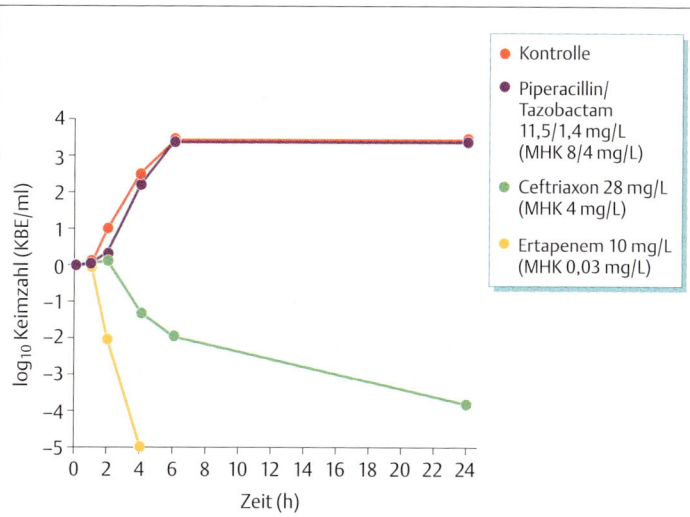

a Schnell bakterizide Wirksamkeit von Ertapenem im Vergleich mit Piperacillin/Tazobactam und Ceftriaxon (nach Dorso et al. 2002)

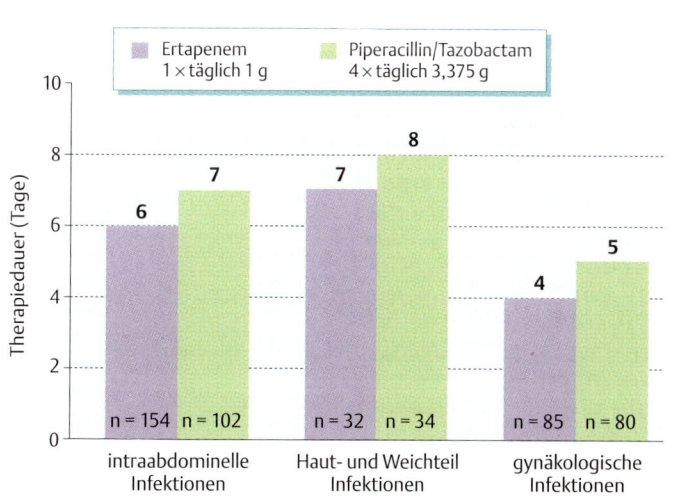

b Gesamttherapiedauer bei anaeroben intraabdominellen, gynäkologischen sowie Haut- und Weichteilinfektionen (nach Tellado et al. 2002)

Literatur

1 Krankheitsbilder

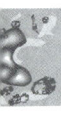

Adam D, Lode H. Atemwegsinfektionen. Grundlagen und Praxis der Antibiotikatherapie. Stuttgart: Thieme, 1999

American Thoracic Society. Guidelines for the management of adults with community-acquired pneumonia. Diagnosis, assessment of severity, antimicrobial therapy, and prevention. Am J Respir Crit Care Med 2001; 163: 1730–1754

Hauner H, Scherbaum W. Diabetes mellitus – Der diabetische Fuß. In: Thieme's Innere Medizin (TIM). Stuttgart: Thieme 1999: Kap. 2.2.1, S. 308

Lehnert H, Schuster HP. Innere Medizin. „essentials": Intensivkurs zur Weiterbildung. Stuttgart: Thieme, 2001

Lippert H. Praxis der Chirurgie. Stuttgart: Thieme, 1998

Lippert H. Wundatlas. Wunde, Wundbehandlung und Wundheilung. Heidelberg: J. A. Barth, 2001

Lode H. Infektionen der Atemwege – wann besteht eine Indikation zur Antibiotikatherapie? Pneumologie 1990; 44: 763–766

Naber KG, Fünfstück, R, Hofstetter A, Brühl P, Hoyme U. Empfehlungen zur antimikrobiellen Therapie von Infektionen der Nieren und des Urogenitaltrakts bei Erwachsenen. Chemother J 2000; 9: 193–199

Petri E. Gynäkologische Urologie. Aspekte der interdisziplinären Diagnostik und Therapie, 3. Aufl. Stuttgart: Thieme, 2001

Pfleiderer A, Breckwoldt M, Martius G. Gynäkologie und Geburtshilfe. Stuttgart: Thieme, 2001

Reutter K-H. Chirurgie. „essentials": Intensivkurs zur Weiterbildung. Stuttgart: Thieme, 2001

Schaberg T, Ewig S. Pneumonien. Diagnostik, Therapie und Prophylaxe. Stuttgart: Thieme, 2001

Schettler G, Greten H. Innere Medizin. Verstehen – Lernen – Anwenden. Stuttgart: Thieme, 2002

Simon C, Stille W. Antibiotika-Therapie, 10. Aufl. Stuttgart: Schattauer, 2000

Sökeland J, Schulze H, Rübben H. Urologie. Stuttgart: Thieme, 2001

Thieme's Innere Medizin (TIM). Stuttgart: Thieme, 1999

Vogel F, Naber KG, Wacha H, Shah P, Sörgel F, Kayser FH, Maschmeyer G, Lode H und eine Expertengruppe der Paul-Ehrlich-Gesellschaft für Chemotherapie e. V. Parenterale Antibiotika bei Erwachsenen. Chemother J 1999; 8: 2 – 49

2 Klinische Studien

Graham DR, Lucasti C, Malfaia O, Nichols RL, Holtom P, Quintero Perez N, McAdams A, Woods GL, Ceesay TP, Gesser R and the Ertapenem Complicated Skin and Skin Structure Infections Study Group. Ertapenem once daily versus piperacillin-tazobactam 4 times daily for treatment of complicated skin and skin-structure infections in adults: results of a prospective, randomised, double-blind multicenter study. Clin Infect Dis 2002; 34: 1460 – 1468

Jiminez-Cruz F, Jasovich A, Cajigas J, Jiang Q, Imbeault D, Woods, GL, Gesser RM, and the Protocol 021 Study Group. A prospective multicenter randomized double-blind study comparing ertapenem and ceftriaxone followed by appropriate oral therapy for complicated urinary tract infections in adults. Urology 2002; 60: 6 – 22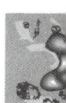

Ortiz-Ruiz G, Caballero-Lopez J, Friedland IR et al. for the Protocol 018 Ertapenem Community-Acquired Pneumonia Study Group: A study evaluating the efficacy, safety and tolerability of ertapenem versus ceftriaxone for the treatment of community-aqcuired pneumonia in adults. Clin Infect Dis 2002; 34: 1076 – 1083

Roy S, Higareda I, Angel-Muller E et al. for the Protocol 023 Study Group. Ertapenem once a day versus piperacillin/tazobactam every six hours for treatment of acute pelvic infections: a prospective, multicenter, randomized double-blind study. Infect Dis Obstet Gynecol 2003; 11: 27 – 37

Solomkin J, Yellin AE, Rotstein OD, Christou N et al. for the Protocol 017 Study Group. Ertapenem versus piperacillin-tazobactam in the treatment of complicated intraabdominal infections. Results of a double-blind, randomized comparative phase III trial. Ann Surg 2003; 237: 235 – 245

Tellado J, Woods GL, Gesser R, McCarroll K, Teppler H. Ertapenem versus piperacillin-tazobactam for treatment of mixed anaerobic complicated intraabdominal, complicated skin and skin structure, and acute pelvic infections. Surg Infect 2002; 3: 304 – 314

Yellin AE, Hassett JM, Fernandez A, Geib J, Adeyi B, Wodds GL, Teppler H for the 004 Intra-abdominal Infection Study Group. Ertapenem monotherapy versus combination therapy with ceftriaxone plus metronidazole for treatment of complicated intra-abdominal infections in adults. Int J Antimicrob Agents 2002; 20: 165 – 173

3 Ertapenem – Daten und Fakten

Betriu C, Sanchez A, Palau ML et al. In vitro activities of MK-0826 and 16 other antimicrobials against Bacteroides fragilis group strains. Antimicrob Agents Chemother 2001; 45 (8): 2372–2374

Cunha BA. Ertapenem – a review of its microbiologic, pharmacokinetic and clinical aspects. Drugs of Today 2002; 38 (3): 195–213

Dorso KL et al. Poster A 156. 102nd General Meeting of the American Society for Microbiology 2002

Goldstein EJC, Citron DM, Merriam CV, Warren Y, Tyrrell KL. Comparative in vitro activities of ertapenem (MK-0826) against 1001 anaerobes isolated from human intra-abdominal infections. Antimicrob Agents Chemother 2000; 44: 2389–2394

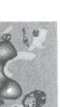

Goldstein EJC, Citron DM, Merriam CV, Warren Y, Tyrrell KL, Fernandez H. Comparative in vitro activities of ertapenem and 11 other antimicrobial agents against aerobic and anaerobic pathogens isolated from skin and soft tissue animal and human bite wound infections. J Antimicrob Chemother 2001; 48: 641–651

Hoellman DB, Kelly LM, Credito K et al. In vitro antianaerobic activity of ertapenem (MK-0826) compared to seven other compounds. Antimicrob Agents Chemother 2002; 46 (1): 220–224

Holland SD, Majumdar A, Fisher A et al. Pharmacokinetics of ertapenem sodium in renal insufficiency. Presented at: 102nd Annual Meeting of the American Society for Clinical Pharmacology and Therapeutics (ASCPT), March 6–10, 2001, Orlando, Florida

Jacoby G, Han P, Tran J. Comparative in vitro activities of carbapenem L-749,345 and other antimicrobials against multiresistant gram-negative clinical pathogens. Antimicrob Agents Chemother 1997; 41 (8): 1830–1831

Jones RN. In vitro evaluation of ertapenem (MK-0826), a long-acting carbapenem, tested against selected resistant strains. J Chemother 2001; 13: 363–376

Kohler J, Dorso KL, Young K et al. In vitro activities of the potent, broad-spectrum carbapenem MK-0826 (L-749,345) against broad-spectrum beta-lactamase- and extended-spectrum beta-lactamase producing Klebsiella pneumoniae and Escherichia coli clinical isolates. Antimicrob Agents Chemother 1999; 43: 1170–1176

Livermore DM, Carter MW, Bagel S et al. In vitro activities of ertapenem (MK-0826) against recent clinical bacteria collected in Europe and Australia. Antimicrob Agents Chemother 2001; 45: 1860–1867

Livermore DM, Oakton KJ, Carter MW, Warner M. Activity of ertapenem (MK-0826) versus enterobacteriaceae with potent β-lactamases. Antimicrob Agents Chemother 2001; 45: 2831–2837

Mazuski JE, Sawyer RG, Nathens AB et al. for the Therapeutic Agents Committee of the Surgical Infections Society. The Surgical Infections Society guidelines on antimicrobial therapy for intra-abdominal infections: an executive summary. Surg Infect 2002; 3: 161–173

Merck & Co. Once-a-day Invanz for polymicrobial infections due to gram-positive and gram-negative aerobic and anaerobic pathogens. Whitehouse Station, NJ, USA, 2002

Odenholt I, Löwdin E, Cars O. In vitro pharmacodynamic studies of L-749,345 in comparison with imipenem and ceftriaxone against gram-positive and gram-negative bacteria. Antimicrob Agents Chemother 1998; 42: 2365–2370

Pankuch GA, Davies TA, Jacobs MR, Appelbaum PC. Antipneumococcal activity of ertapenem (MK-0826) compared to those of other agents. Antimicrob Agents Chemother 2002; 46: 42–46

Wexler HM, Molitoris D, Finegold SM. In vitro activities of MK-826 (L-749,345) against 363 strains of anaerobic bacteria. Antimicrob Agents Chemother 2000; 44: 2222–2224

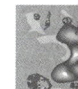

Quellen der Abbildungen

1 Adam D, Lode H. Atemwegsinfektionen. Stuttgart: Thieme, 1999

2 Büll U, Schicha H, Biersack HJ, Reiners C. Nuklearmedizin. Stuttgart: Thieme, 1999

3 Hof H, Dörries R. Medizinische Mikrobiologie. Stuttgart: Thieme, 2002

4 Jung EG, Moll I. Dermatologie. Stuttgart: Thieme, 2003

5 Lippert H. Praxis der Chirurgie. Stuttgart: Thieme, 1998

6 Lippert H. Wundatlas. Heidelberg: Verlag J. A. Barth, 2001

7 Mantke R, Peitz U. Sonographie für Chirurgen. Stuttgart: Thieme, 2001

8 Petersen EE. Infektionen in Gynäkologie und Geburtshilfe. Stuttgart: Thieme, 1997

9 Petri E. Gynäkologische Urologie. Stuttgart: Thieme, 2001

10 Pfleiderer A, Breckwoldt M, Martius G. Gynäkologie und Geburtshilfe. Stuttgart: Thieme, 2001

11 Riede UN, Schäfer HE. Allgemeine und spezielle Pathologie. Stuttgart: Thieme, 1993

12 Schaberg T, Ewig S. Pneumonien. Stuttgart: Thieme, 2001

13 Sökeland J, Schulze H, Rübben H. Urologie. Stuttgart: Thieme, 2002

14 Thiemes Innere Medizin. Stuttgart: Thieme, 1999

Sachverzeichnis

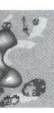

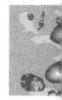

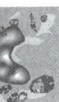

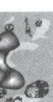